Ellen Müller

Zum Glück gibt es Lachen

Ellen Müller

Zum Glück gibt es Lachen

Lachyoga – der Weg zur heiteren Gelassenheit

SiGNUM

Besuchen Sie uns im Internet unter
www.signumverlag.de

Schutzumschlag: g@wiescher-design.de
Foto: Margret Schönhofer
Satz: Fotosatz Völkl, Inzell/Obb.
Gesetzt aus 11/13 Punkt Optima
Druck und Binden: CPI Moravia Books, GmbH
Printed in EU
ISBN: 978-3-85436-404-7

»Heiterkeit ist weder Tändelei noch Selbstgefälligkeit,
sie ist höchste Erkenntnis und Liebe,
ist Bejahen aller Wirklichkeit,
Wachsein am Rand aller Tiefen und Abgründe.
Sie ist das Geheimnis des Schönen
und die eigentliche Substanz jeder Kunst.«

Hermann Hesse

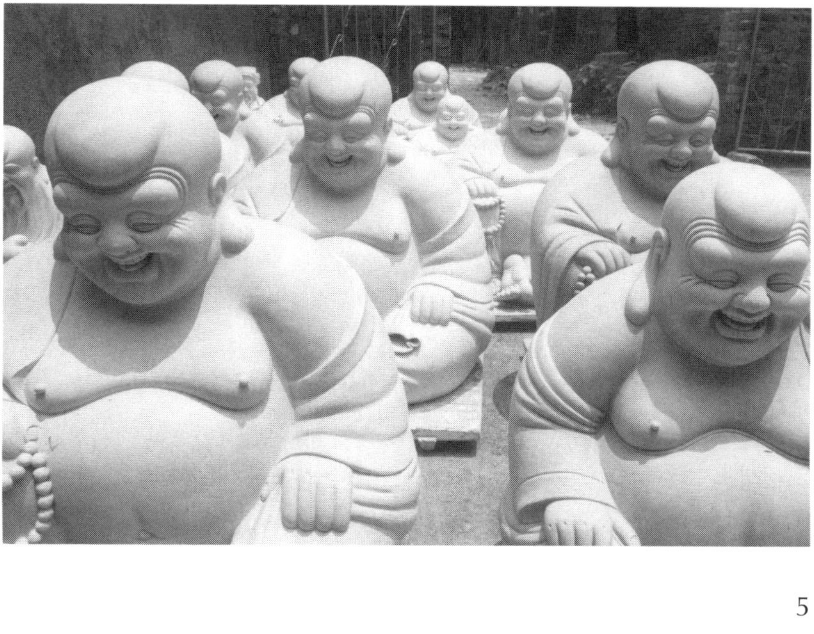

Inhalt

Vorwort 9

Die Suche nach dem verloren geglaubten Lachen 11

Begegnungen mit »Expertinnen und Experten des Lachens« 15

Lachen 34

Die magische Kraft des Lachens 38

Lachen und Humor 40

Lach-wissenschaftliche Erkenntnisse 43

Lachen und Humor in der Therapie 47

Lachyoga 49

Lachyoga-Übungen 57

Voraussetzungen zum Gelingen dieser Übungen 83

Lachyoga als Methode zur Gesundheitsförderung 87

Tipps und Übungen zum Lachen 91

Geschichten und Erfahrungsberichte über das Lachen 114

Erlebtes und Erlesenes zum Lachen 123

ABC des Lachens – vom Lach-**A**nfall bis zum Lach-**Z**entrum 129

Wer lachen kann 176

Mein Tagebuch der Heiterkeit 178

Danksagung 180
Lachquellen 183
Lachen im Netz 185
Weiterführende Literaturempfehlungen 186
Bildnachweis 187

Um einen angenehmen Lesefluss zu gewährleisten, habe ich manchmal nur die kürzere »männliche Form« bei Hauptwörtern verwendet.
Ich bitte meine Leserinnen um Verständnis.

Vorwort

Ellen Müller traf ich erstmals Anfang 2002 in Zürich. Sie fiel mir unter den 40 TeilnehmerInnen auf, weil sie am leidenschaftlichsten lachte und alle anderen mit ihrem Lachen ansteckte. Deshalb bezeichne ich sie gern als »laughter blaster« – Lachkanone.

Ich spürte die starke Energie, die aus ihrem Innersten kam. Nach dem Seminar erzählte sie mir von ihren chronischen Gelenkschmerzen, die lange Zeit medikamentös behandelt wurden. Sie hatte bereits verschiedene alternative Heilmethoden, die mit Lachen und Humor in Zusammenhang stehen, ausprobiert. Lachyoga gefiel ihr am besten.

Somit wurde ich ihr Lehrmeister und trainierte mit ihr in Zürich, München, Hamburg, Berlin, Orlando (Florida), Mallorca, Interlaken, Kopenhagen, Malmö und Wien. Gleichzeitig rief Ellen die Lach-Bewegung in Österreich ins Leben.

Seitdem ich Ellen kenne, habe ich erlebt, wie sie sich völlig verändert hat. Innerhalb von wenigen Jahren hat sich nicht nur ihre Gesundheit wesentlich verbessert, sondern sie bewirkte mit ihren Workshops und Seminaren eine signifikante Veränderung im Leben vieler Menschen. Lachen ist Ellens Leidenschaft, und das Schöne daran ist, dass sie nicht nur Lachyoga praktiziert und lehrt, sondern alles rund ums Lachen in seiner Gesamtheit erfahren hat und weitergibt.

Ihr Buch ist das Ergebnis ihrer praktischen Erfahrung, wie Lachen zu einer positiven mentalen Haltung führt, damit die Selbstheilungskräfte wirken können. Ich freue mich, dass sie ihre Erfahrungen in diesem Buch festhält, um viele Menschen zu beflügeln. Ellen ist wahrhaftig ein lebendiges Beispiel, wie Lachen eine Verbindung zwischen Körper, Geist und Seele herstellen kann.

Ellen wird durch ihr Buch und ihr unermüdliches Engagement für das Lachen und die internationale Lach-Bewegung weiterhin viele Menschen weltweit inspirieren. Ich bin sicher, dass dieses Buch ein wichtiger Beitrag und Impuls sein wird, um mehr Bewusstsein für die positiven Auswirkungen von Lachen im deutschsprachigen Raum zu wecken.

Love and laughter!

Madan Kataria

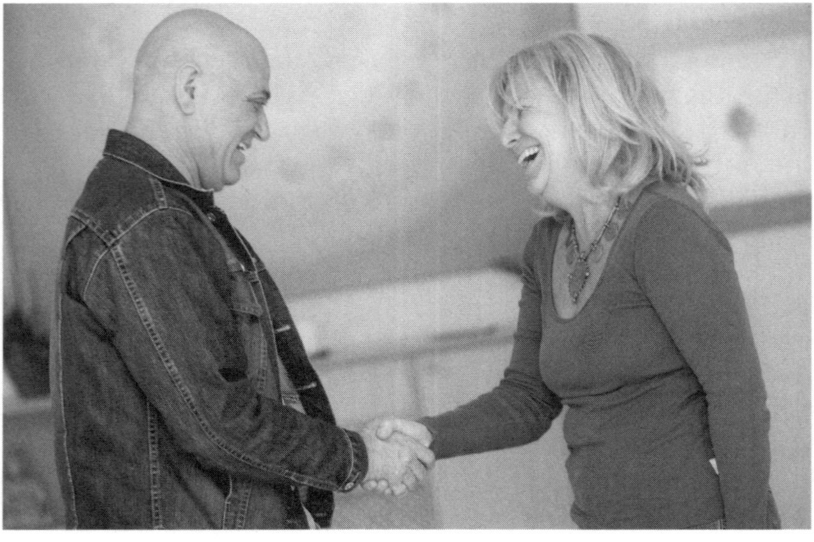

Die Suche nach dem verloren geglaubten Lachen

»Was ist die Aufgabe eines Meisters?«, fragte ein Besucher mit feierlicher Miene.
»Die Leute lachen zu lehren«, erwiderte der Meister ernst.

Anthony de Mello

Dieses Buch soll Lust auf Lachen machen und zugleich die Ernsthaftigkeit eines heiteren Themas kommunizieren. Es erhebt keinen Anspruch auf wissenschaftliche Beweisführung, es will Anleitung und Anregung zum Lachen und Lächeln sein. Es ist sowohl ein Erfahrungsbericht als auch ein praktisches Lachbuch zur alltäglichen Anwendung. Es soll Ihr Bewusstsein für die positiven Auswirkungen des Lachens stärken und Sie unterstützen, mehr Heiterkeit und Gelassenheit in Ihr Leben zu integrieren.

Als ich Ende 40 war, begann mein Körper, mir unangenehme Zeichen zu senden. Es passierte immer wieder, dass ich so unter Gelenkschmerzen litt, dass ich zeitweise Schwierigkeiten hatte, aus dem Bett oder aus einem Sessel zu kommen. Es war eine Zeit, in der ich in meinem Alltag nicht sehr glücklich war. Sogar mein Lachen schien verloren gegangen zu sein.

Nach einem Jahr, das mit vielen Arztbesuchen gefüllt war, begann ich Alternativen zur Schulmedizin zu suchen, um mit den chronischen Schmerzen besser umgehen zu können. Dabei bin ich in der Literatur immer wieder auf das Lachen gestoßen. Beim Lachen werden unter anderem Substanzen angeregt, die sowohl entzündungshemmend als auch schmerzstillend wirken und somit die Schmerztoleranz kurzfristig erhöhen können. Zusätzlich lockert sich die Muskulatur, und die Perspektive verändert sich. Die Energie folgt der Aufmerksamkeit. Das heißt, Sie wenden sich während des Lachens weg vom Schmerz und hin zur Lebensfreude.

Bevor die Sache mit den chronischen Schmerzen begann, wurde mir häufig von meinen Freunden gesagt, dass sie mein Lachen so liebten und es ihnen auch half, wieder in eine positive Stimmung zu kommen. Im Gegensatz zu meiner Schulzeit, in der ich oft ermahnt wurde, nicht so viel und laut zu lachen, schien mein Lachen als Erwachsene sogar unterstützend zu sein, was mich freute und mir Mut und Selbstvertrauen gab.

Diese Lebensphase war aus heutiger Sicht eine Lebenskrise. Das Gute daran war, dass ich unter normalen Umständen wahrscheinlich nicht auf die Idee gekommen wäre, mich mit dem heilsamen Thema »Lachen« so intensiv auseinanderzusetzen. Auf meiner Reise und Suche nach dem verloren geglaubten Lachen habe ich auch wieder zu mir selbst gefunden, und mein Lachen, das ich glücklicherweise ganz schnell wieder entdeckt habe, hat mir dabei sehr geholfen.

Während meiner Nachforschungen zum Thema »Lachen« ist mir ein Buch des amerikanischen Wissenschaftsjournalisten Norman Cousins (1912–1990) mit dem Titel »Der Arzt in uns selbst« untergekommen. Cousins, der an einer unheilbaren rheumatischen Erkrankung litt, beschreibt darin, wie er durch häufiges Lachen weniger Schmerzen hatte, wieder besser schlafen konnte und schließlich auch gesund wurde. Dies war ein wichtiger Grundstein der **Gelotologie**, so lautet der wissenschaftliche Ausdruck für die Lachforschung. Norman Cousins war davon überzeugt, dass negative Gedanken Einfluss auf unser Befinden haben und umgekehrt positive Einstellungen auch eine Wirkung zeigen. Er war der Meinung, dass Lachen nicht nur im chemischen und biologischen Sinn das Immunsystem stärkt, sondern auch mentale und emotionale »Immunität« bewirken kann. Das führte zur Gründung des Norman Cousins Center for Psychoneuroimmunology.

Kränken kränkt, Kummer macht krank, und Lachen ist gesund, sagt der Volksmund.

Die Psychoneuroimmunologie (PNI) beschäftigt sich mit dem Zusammenhang zwischen unseren Gefühlen und unserer Gesundheit. Sie untersucht die Verbindungen und die wechselseitigen Beziehungen von Psyche, Hormonen und Immunzellen. In der PNI wird der Zusammenhang zwischen Körper, Geist und Seele in Verbindung mit Krankheiten erforscht. Dabei werden auch die Auswirkungen von Stress auf unseren Körper untersucht.

Norman Cousins setzte sich auch vehement für den Weltfrieden ein und erhielt dafür den japanischen Niwano-Friedenspreis. Im Januar 1957 besuchte er Albert Schweitzer in Lambarene. Es gelang ihm, Schweitzer zu überzeugen, dass er sich für den Kampf gegen die Atombombe einsetzen müsse. *»Nichts ist machtvoller als ein Mensch, der nach seinem Gewissen handelt und so das Gewissen der Gesellschaft zum Leben erweckt«,* meint Norman Cousins. Er starb 16 Jahre nach seiner rheumatischen Erkrankung und zehn Jahre nach seinem ersten Herzinfarkt im November 1990.

Die gesundheitsfördernde Wirkung des Lachens entdeckte auch der indische Arzt Dr. Madan Kataria, auf den ich durch das wunderbare Buch »Über das Lachen« von Thomas Chorherr aufmerksam wurde. Seine Methode des grundlosen Lachens – Lachyoga oder Hasya-Yoga – faszinierte mich. So begab ich mich auf meine erste »Lach-Reise« und auf die Suche nach dem verloren geglaubten Lachen.

Die Ergebnisse meiner Suche, nämlich meine eindeutig bessere Verfassung, körperlich und geistig, die Lehr- und Wanderjahre, meine Lebens- und Berufserfahrung, die Überzeugung, dass Lachen in jeder Hinsicht das Wohlbefinden fördert, führten dazu, dass ich alles daransetzte, das Thema Lachen und Lachyoga als Mittel zur Gesundheitsvorsorge in den österreichischen Medien, Fernsehen, Radio, Tageszeitungen und Magazinen bekannt zu machen. An dieser Stelle möchte ich mich bei den vielen Medien, die mich tatkräftig dabei unterstützt haben und es weiterhin tun, sehr herzlich bedanken! Es war in Österreich echte Pionieerarbeit, und ich bin oft belächelt und sogar ausgelacht worden. Mein unerschütterlicher Glaube an die Kraft des Lachens hat mir die Energie gegeben, diesen Weg des Lachens ständig weiterzugehen.

Nachdem ich selbst Trainerin und Coach bin, lag es nahe, ein eigenes Konzept zu entwickeln. So begann ich im Jahr 2002 nebenberuflich »Lachyoga-Workshops« durchzuführen. Aus einem Projekt, das ursprünglich als Hilfe zur Selbsthilfe angedacht war, wurde schließlich ein hauptberufliches Anliegen. Mit 51 Jahren machte ich dann den Sprung in die Selbstständigkeit. Seither freue ich mich täglich von neuem, das zu tun, was ich am liebsten tue, nämlich LACHEN, und das, wovon ich am meisten überzeugt bin, die positiven Auswirkungen des LACHENS an diejenigen zu vermitteln, die mehr darüber erfahren wollen. Mein Leben sowie meine Gesundheit haben sich dadurch auch sehr positiv verändert.

Dieses Buch ermöglicht mir, meine Erkenntnisse und Erfahrungen rund ums Lachen noch mehr Menschen als bisher zugänglich zu machen. Der Inhalt ist allerdings und leider nicht für alle Lebenssituationen anwendbar und geeignet, insbesondere nicht bei ganz extremen Lebensbedingungen.

So kann man Trauer nicht einfach weglachen. Es ist wichtig, vorerst die Trauerarbeit zu leisten beziehungsweise die Trauer zu leben, und dann kann das Lachen wieder fließen. Sowohl Lachen als auch Weinen ist befreiend, reinigend und erlösend.

Begegnungen mit »Expertinnen und Experten des Lachens«

»Nichts ist so mächtig wie eine Idee, deren Zeit gekommen ist!«

Victor Hugo

Mir sind auf meinem Weg des Lachens zahlreiche Menschen begegnet, von denen ich lernen durfte:

Dr. Madan Kataria aus Indien
ist Arzt, Lachforscher, Begründer der internationalen Lach-Bewegung und Entwickler von Lachyoga (Hasya-Yoga).

Kataria wurde am 31. Dezember 1956 in Nordindien geboren. Seine Eltern waren Bauern, er war das jüngste von acht Kindern. Seine Mutter ermöglichte es ihm als Einzigem der Familie zu studieren, indem sie ihren Familienschmuck dafür verkaufte. Für Kataria war das Studium der Medizin wie ein Geschenk des Himmels.

Madan Kataria hat die wissenschaftlichen Erkenntnisse der Gelotologie (Lachforschung) in die Praxis umgesetzt, indem er pantomimische Übungen, die zum Lachen anregen, mit Dehn- und Atemübungen aus dem Hatha-Yoga verbindet. Er nennt es Lachyoga oder Hasya-Yoga. Das Erstaunliche an dieser Methode ist, dass Sie zwar Ihre Humorfähigkeit damit entwickeln können, jedoch ist Humor keine Voraussetzung. Aus einem bewusst angeregten Lachen entsteht ein spontanes Lachen. »Fake it until you make it« heißt das Prinzip – »tue so als ob, bis es gelingt« beziehungsweise »tue so als ob, bis das Lachen von selbst kommt«. Die »Freudezentren« im Gehirn können auch durch willentliches Lächeln und Lachen aktiviert werden. Was auch immer die Quelle unseres Lachens ist, die physiologischen Veränderungen, die es in unserem Körper hervorruft, sind dieselben.

1995 gründete Kataria die ersten Lachclubs in Indien, wo Menschen zusammenkommen und gemeinsam Lachyoga praktizieren, um ihre Gesundheit zu fördern, und miteinander um des Lachens willen lachen.

Was mich besonders fasziniert, ist die Tatsache, wie Madan Kataria in kurzer Zeit ohne jegliche finanzielle Ressourcen oder Unterstützung mit Beharrlichkeit eine Idee in die Welt setzte, die mittlerweile international Anerkennung findet. 1995 reiste er mit seiner Frau Madhuri, die ihn tatkräftig in allen Belangen unterstützt, durch Indien, und er half Menschen völlig kostenfrei, Lachclubs zu etablieren. Es dauerte nicht lange, bis die ersten Medien in Indien darüber berichteten. Als »The National Geographic« im Mai 1997 einen Artikel über Lachclubs veröffentlichte, ging die Botschaft um die Welt. Es folgten Berichte in fast allen namhaften Medien, wobei die Verbreitung über das Internet auch sehr hilfreich war. Heute gibt es rund um den Globus mehr als 6000 Lachclubs.

Katarias Vision und Mission ist, weltweit eine Million Lachclubs zu etablieren. Am 10. Mai 2008 hatte er die Gelegenheit, im Rahmen des Pangeas Day in Los Angeles gemeinsam mit der Schauspielerin Goldie Hawn seine Botschaft des Lachens einem Millionenpublikum zu übermitteln. Durch die universelle Sprache des Lachens, die auch ein Zeichen der Verbundenheit und Friedensgeste ist, sind sich Menschen bei diesem Anlass weltweit unmittelbar nähergekommen. Dieser Beitrag wurde in sieben Sprachen ausgestrahlt. Pangea ist eine internationale Initiative, die

Menschen über das Medium Film verbindet, zu Toleranz und Mitgefühl aufruft und dadurch einen Beitrag zum Weltfrieden leistet.

Als ich im Frühjahr 2002 entdeckte, dass Madan Kataria einen Workshop gemeinsam mit dem Lachphilosophen Roland Schutzbach in Bern halten wollte, organisierte ich meine erste Lach-Reise. Ich buchte Workshop, Hotel und Flug. Am Tag vor meiner Abreise schrieb mir Schutzbach: »Workshop mangels Teilnehmer abgesagt.« Die so kurzfristige Absage ärgerte mich, und ich rief Schutzbach an, um meinem Ärger Luft zu machen. Dieser brachte mich mit seiner fröhlichen Art unmittelbar zum Lachen. Der Ärger war verflogen, und ich erfuhr, dass Kataria den Züricher Lachclub am darauf folgenden Tag leiten würde. Diesen besuchte ich. Das war meine erste Erfahrung mit Kataria und Lachyoga. Es war der Auslöser für viele weitere Reisen auf der Suche nach dem Lachen.

Mein erster Lachclub in Zürich fand in einer aufgelassenen Klinik statt. In einem großen Turnsaal versammelten sich etwa 40 bis 50 Menschen zwischen zehn und 80 Jahren. Tee und Kekse wurden gereicht – eine fröhliche Stimmung war zu spüren. Nun kamen Fernseh-Kamera-Teams hinzu, und der Saal füllte sich. Tanzmusik wurde aufgelegt, und die Menschen begannen zu tanzen und Schlangen zu bilden. Die Spannung stieg.

Plötzlich – wie aus dem Nichts – sprang ein Inder, lässig in Jeans gekleidet, mitten in den Saal und lachte. Es war Dr. Madan Kataria, der allseits mit einem Lachen begrüßt wurde.

Es wurde geklatscht, dabei »hoho hahaha« gerufen und tief ein- und ausgeatmet. Dazu wurden pantomimische Lachübungen ausgeführt. Alle machten und lachten mit. Anfangs fühlte ich mich ganz seltsam dabei und ahmte einfach alles nach. Je mehr Übungen ich mitmachte, desto komischer fand ich den Anblick so vieler Menschen, die mir in die Augen sahen und eigenartige »Körperverrenkungen« machten, die alle einen Namen hatten, wie zum Beispiel »Begrüßungslachen«, »Handylachen«, »Milkshakelachen«.

Dann setzten wir uns auf den Boden, und Kataria lud uns ein, die Lachmeditation mit ihm zu machen, indem wir einander in die Augen sahen und einfach lachten, nur so, völlig ohne Grund. In kürzester Zeit fing ich aus vollem Herzen an zu lachen, so zu lachen wie noch nie zuvor in meinem Leben. Ich hatte das Gefühl, ich könne nicht mehr aufhören zu lachen. Das Lachen schüttelte meinen ganzen Körper. Ich war von Kopf bis Fuß nur mehr ein einziges Lachen. Es lachte mich!

Das Lachen ebbte ab und überkam mich wie eine Welle immer wieder. Ringsherum schien es ähnlich zu sein. Die Menschen hielten sich die Bäuche vor Lachen, kippten nach vorne, nach hinten, seitwärts. Es war schier unglaublich. Eine riesige Lachwelle erfasste die Menge. Als Kataria nach zirka 20 Minuten Lachen zur »Ruhe« aufrief, ging vorerst alles wieder von vorne los. Es löste noch mehr Lachen aus, und die Gruppe beruhigte sich nur langsam, denn immer wieder kam neuerlich ein Lachen aus einer anderen Ecke des Raumes. Als ich endlich zu lachen aufgehört hatte, fühlte ich mich entspannt, erleichtert und befreit. Ich war erstaunt, dass sogar meine Gelenkschmerzen für einige Zeit wie weggeblasen waren.

Dieses Erlebnis war der Anfang einer Reise, die bis heute andauert. Um von Kataria zu lernen, besuchte und begleitete ich ihn in Deutschland, Dänemark, Schweden, in der Schweiz, in Spanien und den USA. Schließlich lud ich ihn erstmals 2004 zu einem gemeinsamen Seminar in Wien ein.

Katarias Besuch in Wien war ein voller Erfolg. Um die Dynamik des Seminars in Fluss zu halten, hielten wir es auf Englisch ohne Übersetzung ab, was gut ankam. Schließlich ist Lachen eine universelle Sprache, und es bedarf keiner Übersetzung! Das Seminar war rasch ausgebucht und die Medien sehr interessiert an Lachyoga. Madan Kataria und seine Frau Madhuri zeigten sich begeistert vom Interesse der SeminarteilnehmerInnen und auch von der wunderschönen Stadt Wien.

Im April 2008 bekam ich sehr kurzfristig eine Nachricht von

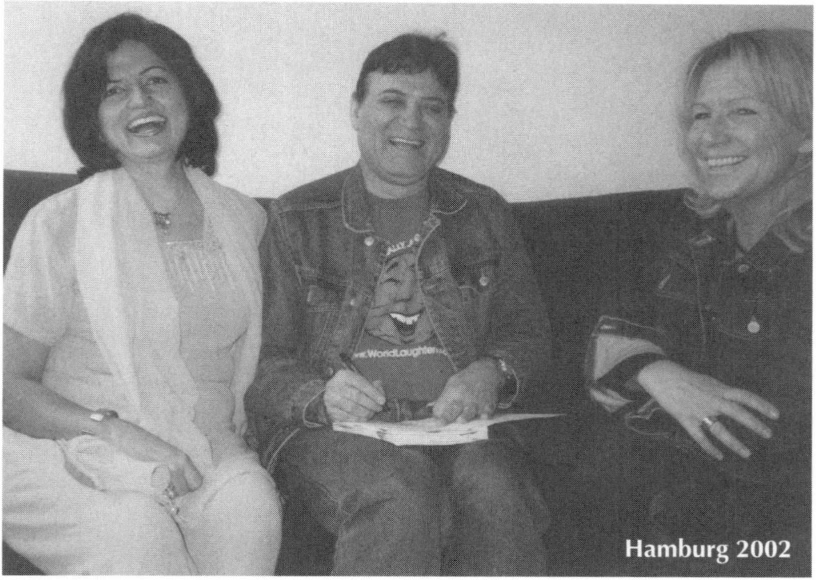

Hamburg 2002

Madhuri, Madan Kataria und Ellen Müller

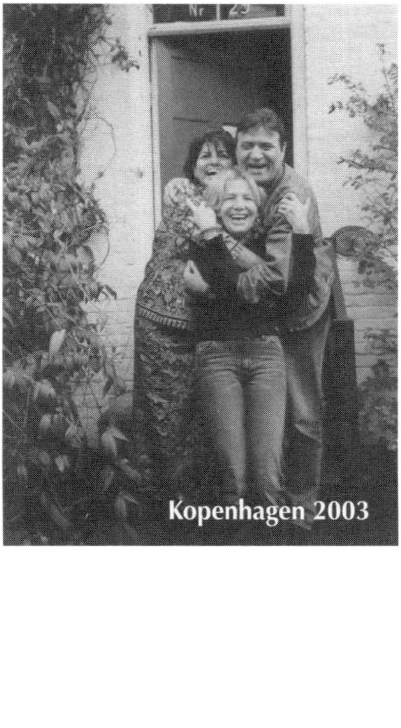

Kopenhagen 2003

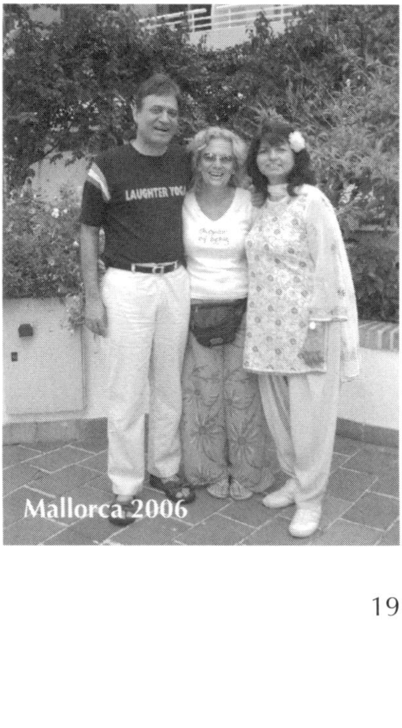

Mallorca 2006

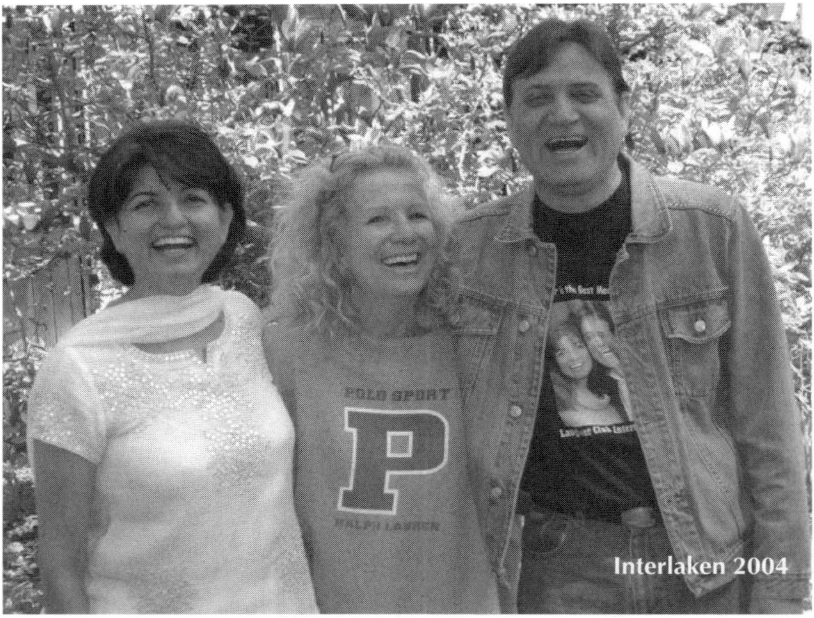

Interlaken 2004

ihm, dass er für eine indische IT-Firma einen Vortrag über Lachyoga in Wien halten würde. Er lud mich ein, ihn zu begleiten. Es war mir eine ganz besondere Ehre und Freude. Im Publikum waren zirka 200 Teilnehmer, überwiegend Männer, die sehr ernst und gestresst wirkten. Es war bemerkenswert, wie Kataria sie dazu motivierte, gemeinsam Lachyoga-Übungen zu machen, und wie rasch sich dadurch die Atmosphäre veränderte. Plötzlich war der ganze Saal mit Lachen erfüllt, und die Menschen wirkten fröhlich, entspannt und gelöst.

Am darauf folgenden Tag überraschte ich ihn und seinen Freund, Robin Speculand, der auch ein Vortragender bei diesem Symposium war, indem ich die beiden mit einem Fiaker abholte. So hatte ich Gelegenheit, einem Inder und einem Schotten, der in Singapur lebt, auf eine besondere Art die Stadt zu zeigen. Sie waren von Wien hingerissen!

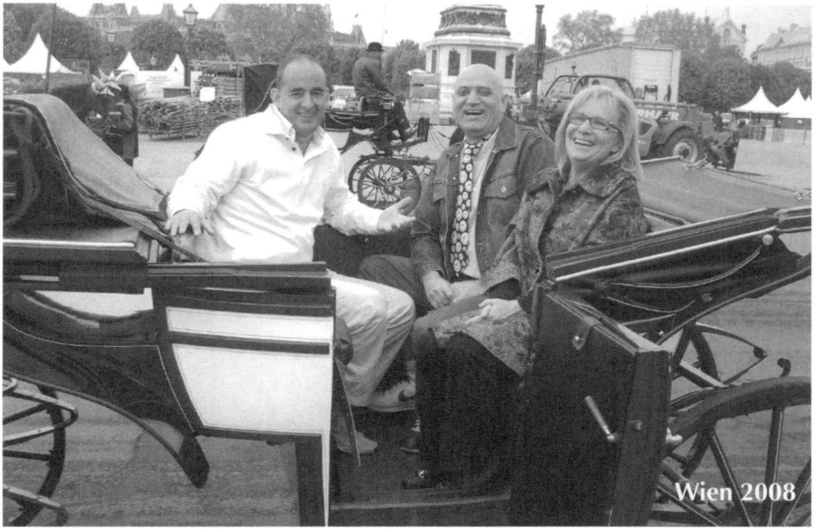

Robin Speculand, Madan Kataria und Ellen Müller (v. l. n. r.)

Abends hatte ich einen Lachclub zugunsten der Kinderkrebsforschung (www.kinderkrebsforschung.at) organisiert. Madan Kataria erklärte sich spontan bereit, diesen Abend zu leiten. Dieser Lachclub war sehr gut besucht und löste Begeisterungsstürme aus. Wir lachten miteinander und füreinander.

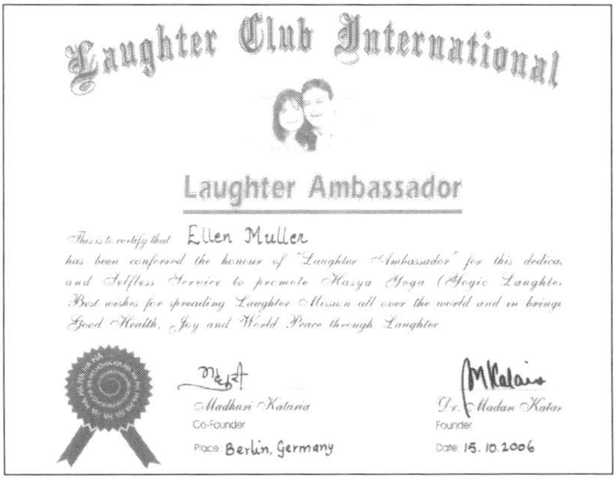
Laughter Club International

Laughter Ambassador

This is to certify that Ellen Muller
has been conferred the honour of "Laughter Ambassador" for this dedica
and Selfless Service to promote Hasya Yoga (Yogic Laughte
Best wishes for spreading Laughter Mission all over the world and in bringi
Good Health, Joy and World Peace through Laughter

Madhuri Kataria
Co-Founder
Place: Berlin, Germany

Dr. Madan Katar
Founder
Date: 15. 10. 2006

Dr. Patch Adams aus den USA – *»Let's go make peace!«*
Hunter Patch Adams lernte ich in Wien kennen. Auch diese Begegnung hat bei mir Spuren hinterlassen. Hier ist ein Artikel, den ich anlässlich eines Seminars mit Patch Adams für das Magazin »Training« geschrieben habe:

Humor und Lachen – ein Weg zum Frieden und zu einer besseren Welt

Wer ist Patch Adams? Die unmittelbare Assoziation der meisten Menschen ist der Schauspieler Robin Williams in der Hollywoodverfilmung »Patch Adams« und der Ausspruch ***»Lachen ist die beste Medizin«****, obwohl Dr. Patch Adams seine Devise selbst etwas anders formuliert, nämlich »Freundschaft ist die beste Medizin und das Wichtigste im Leben«. Viele wissen gar nicht, dass der Film auf einer wahren Geschichte beruht. Auch wenn er nicht ganz den Tatsachen entspricht, hat der Film geholfen, viele Menschen zu erreichen, und er vermittelt einen Einblick in Patch Adams' Wirken.*

Der Tod seines Vaters, sein eigener Kampf gegen Rassismus und etliche andere tiefgreifende Erfahrungen lösten bei Patch Adams mit 18 Jahren Selbstmordgedanken aus. Diese führten schließlich zu mehreren Aufenthalten in psychiatrischen Krankenhäusern. Das Leid, das er in jungen Jahren erlebte, bewirkte, dass er sich einerseits schwor, nie mehr einen schlechten Tag in seinem Leben zu haben, und sich andererseits vornahm, Medizin zu studieren und der Menschheit zu dienen.

Humor, Spaß und Spiel als therapeutische Mittel, die ganze Welt zu lieben, Wissenschaftler und Überbringer der Freude zu sein – das ist sein Weg. Zwölf Jahre lang behandelten er und 20 weitere freiwillige Helfer 15 000 Patienten auf ihre Weise ohne Versicherung gegen Kunstfehler, ohne bürokratische Formalitäten und ohne etwas dafür zu verlangen.

Um seine Vision des »Gesundheit! Institute«, eines 40-Betten-Spitals, das sich auf einem Areal von 125 Hektar in West-Virginia

(USA) befindet, zu realisieren, hält Patch Adams weltweit Vorträge und Seminare über sein Projekt und seine Philosophie des Heilens. Der Name »Gesundheit! Institute« wurde gewählt, weil er für Amerikaner komisch klingt, die Menschen zum Lachen bringt und sie somit für die Heilung öffnet. In dieser Klinik soll eine Gemeinschaft der Gesundheitsfürsorge entstehen, wo Patienten gemeinsam mit ihrer Familie in einer Atmosphäre der Liebe und des Humors aufgenommen werden, im Garten arbeiten, kochen, spazieren gehen und sich künstlerisch betätigen können – all dies kostenfrei.

Seine Reisen zu den Bedürftigen dieser Welt in Afghanistan, Russland, China und anderen Ländern sind legendär. Mit jeweils 30 freiwilligen Helfern fährt er in Krankenhäuser, Flüchtlingslager und Kinderheime. Er und seine Begleiter zaubern als Clowns verkleidet mit Liebe und Humor ein Lachen in die Gesichter und Herzen der Menschen und verringern somit für einen Augenblick ihre Schmerzen (»clowning where the world is hurting«).

Dies ist ein kleiner Beitrag beziehungsweise »Tropfen« auf dem heißen Stein, um Leid zu lindern – wenn wir alle einen Tropfen dazugeben würden, könnte daraus ein riesiges Meer (und mehr) entstehen. Ich jedenfalls möchte gerne bei einer seiner Reisen dabei sein.

Patch Adams sagt von sich: »Ich bin ein politischer Mensch – ich will, dass Menschen Grauen erkennen und etwas zur Veränderung beitragen – wir können nicht schweigen – wir müssen etwas dagegen tun! Es ist meine Absicht, Liebe und Freude zu verbreiten in einer Welt, die zerfällt. Liebe ist möglich – es gibt leider keine Schulen, die uns Liebe lehren. Wie wäre es, das Jammern zu beenden und »the celebration of life« damit zu beginnen, indem wir uns gegen das Elend und für Frieden und Nächstenliebe entscheiden und einsetzen.«

Danke, Patch Adams, dass du uns alle daran erinnerst, worum es im Leben wirklich geht. Was wäre, wenn es mehr Menschen gäbe, die sich so mutig, selbstlos und authentisch auf humorvolle Art und Weise für die Menschheit einsetzten?

Paul E. McGhee Ph. D. aus den USA
ist Psychologe und ein Pionier der Lach- und Humorforschung. Er hat 13 Bücher über Humor und Lachen geschrieben (zum Beispiel »Humor as Survival Training«) und die ersten Forschungsergebnisse im Zusammenhang mit Lachen und Schmerztoleranz veröffentlicht.

Während eines Humorkongresses in Kärnten hatte ich die Gelegenheit zu einem Gedankenaustausch mit Paul McGhee über seine Arbeits- und Sichtweisen. McGhee ist davon überzeugt, dass Lachen die Schmerz- und Stresstoleranz erhöht, und er vergleicht Lachen mit verschiedenen Entspannungstechniken. Er vertritt auch die Ansicht, dass Lachen und Humor Teamentwicklung fördern und konfliktlösende Wirkung haben. Bei McGhee hat mich insbesondere fasziniert, wie er mit der Tatsache umging, dass es niemanden gab, der seinen Vortrag in geeigneter Form ins Deutsche übersetzen konnte. An der Unruhe des Publikums war deutlich erkennbar, dass viele nicht wirklich verstanden, was er vortrug. Mitten im Vortrag begann er einfach schallend zu lachen. Es dauerte ein paar Sekunden. Aber dann sprang der Funke über, und nach und nach lachte das Publikum einfach mit. Im Anschluss daran setzte er vor einem sichtlich entspannten Publikum seinen Vortrag mit großer Gelassenheit fort.

Dr. Michael Titze aus Deutschland
lernte ich glücklicherweise auch auf diesem Kongress kennen. Mit ihm verband mich umgehend herzhaftes Lachen. Seine humorvolle, liebenswürdige Art mit »Fettnäpfchen« umzugehen, hat mich begeistert. Insbesondere sein Vertrauen und seine Großzügigkeit haben mich berührt. Ich fühlte mich reichlich beschenkt, als er mir zum Abschied das Manuskript seines inzwischen erschienenen Buches »Die Humorstrategie« in die Hand drückte.

Titze ist im deutschsprachigen Raum sicherlich die am häufigsten zitierte Kapazität, was die Erforschung von Humor und Lachen anbelangt. Er hat zahlreiche Bücher zu diesem Thema geschrieben (zum Beispiel »Die heilende Kraft des Lachens).

Inge Patsch aus Österreich
schrieb mit Michael Titze das Buch »Die Humorstrategie«, sie beschäftigt sich seit vielen Jahren mit Logotherapie und Existenzanalyse nach Viktor E. Frankl und hält Vorträge zu den Themen »Wege zur guten Laune«, »Heiter und gelassen leben«, »Lebenselixier Humor«. Die kurzen Begegnungen mit Inge Patsch und die damit verbundenen Denkanstöße sind Meilensteine auf meinem Weg gewesen.

Bei einem Symposium zum Thema »Glück« nehme ich neben einer Dame Platz, die sich erkundigt, was mich hierher führt. Ich erzähle ihr vom Glück, dass es Lachen gibt. Sie schmunzelt, erzählt mir vom Glück des Zufalls, greift in ihre Tasche mit den Worten: »Dieses eine Buch habe ich heute mitgenommen, um es einem besonderen Menschen zu schenken, und dieser Mensch bist du, liebe Ellen.«

Jetzt erst erkannte ich die Dame, die mir bekannt vorgekommen war, als Inge Patsch wieder. Sie überreichte mir ihr neues Buch »Vertrau auf dein Gefühl! Sich selbst und dem Leben Freund sein« mit der Widmung »Leben ist etwas Wunderbares«.

Dr. Annette Goodheart aus den USA
ist eine international anerkannte Therapeutin, die sich seit 35 Jahren mit dem Thema »Wie man über Dinge im Leben lacht, die gar nicht komisch sind« beschäftigt. Annette Goodheart arbeitet als »Laughter Coach« und »Laughter Therapist« unter anderem mit Menschen, die an chronischen Erkrankungen oder Suchterkrankungen leiden. Die Ergebnisse sind bemerkenswert!

Laut Annette Goodheart können Sie mit Lachen drei schmerzhafte Emotionen wieder ins Gleichgewicht bringen: Langeweile, Angst und Wut. Ein Lachen aus Langeweile, ein Lachen aus Angst, ein Lachen aus Wut – jedes Lachen klingt anders und verändert

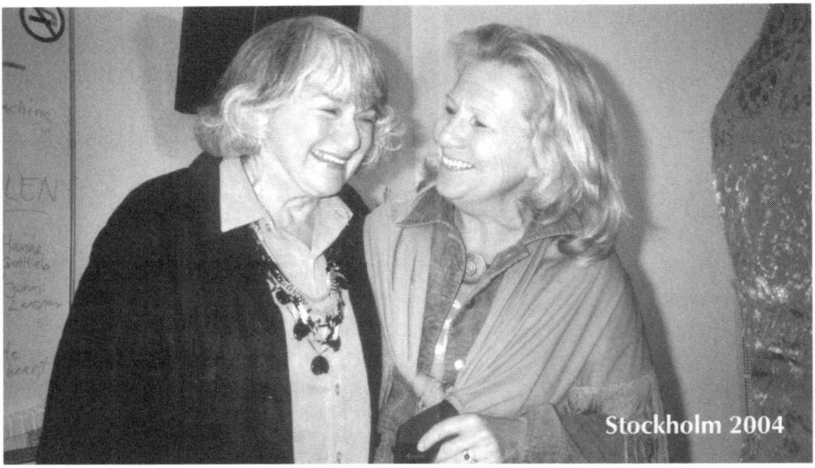

Annette Goodheart und Ellen Müller

die Körpertemperatur verschiedenartig. Durch diese Lacharten werden auch unterschiedliche chemische Botenstoffe in unserem Körper angeregt. Goodheart meint, Lachen ist auf alle Fälle die vergnüglichste Möglichkeit, solch unangenehme Gefühle loszuwerden!

Ich hatte die Gelegenheit, Fortbildungsseminare bei ihr zu besuchen, und war immer wieder erstaunt über die Wirkung ihrer fast provokativen Interventionen. Sie ist eine beeindruckende Persönlichkeit, die mit über 70 Jahren noch weltweit Vorträge und Seminare über »Heilendes Lachen« hält. Annette ist sicherlich eine Pionierin der »Lachtherapie«. Sie hat viele Menschen inspiriert, animiert, motiviert und von der Wirkung des »heilsamen Lachens« überzeugt. Auch mich hat sie maßgeblich bewegt und beeinflusst. Besonders in Erinnerung ist mir geblieben, dass ihr kleiner weißer Hund Barbara immer und überall dabei ist. Barbara sitzt bei sämtlichen Vorträgen neben ihr. Gelegentlich richtet Annette auch das Wort an Barbara, wenn Barbara nicht gerade während des Seminars auf einem Tisch in einem rosa Körbchen schläft. ☺

Dr. Roland Schutzbach aus der Schweiz
bezeichnet sich selbst als »Narrosoph, Philosoph und Oberlacher«. Vor kurzem zogen er und seine »Mit-Lacherin« Christina Fleur de Lys aus der Schweiz vom »Schlawinerweg« nach Spanien, um im sonnigen Süden weiter »Lachend das Leben zu feiern – auf dem Weg zur glücklichen Gesellschaft«. So heißt sein Buch, das er im »Narrosophischen Verlach« herausgegeben hat. Das erste persönliche Treffen mit Roland und Christina hat sich so gestaltet, dass Roland, unverkennbar mit einer überdimensional großen Krawatte, vor dem Wiener Café Domayer stand. Die Krawatte hing bis zum Boden. Als Erstes bot er mir eine riesige rosa Schleife zum Umbinden an, die ich dankend ablehnte. Daraufhin band sich Christina die Schleife ins Haar. Die Krawatte wirkte jedenfalls unmittelbar. Wir kamen kaum ins Gespräch, denn ständig wurde er

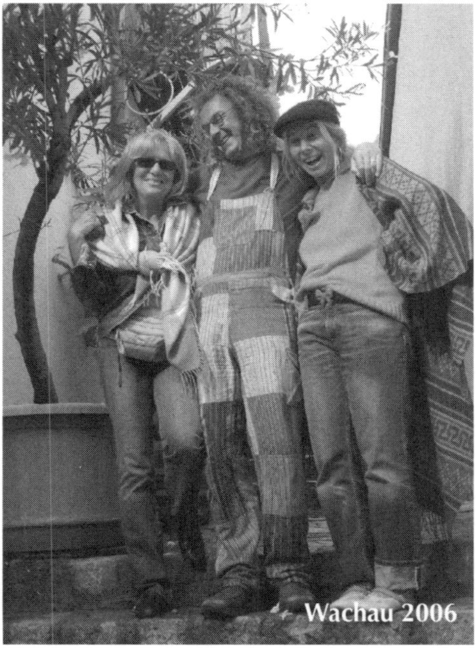

Ellen Müller, Roland Schutzbach, Christina Fleur de Lys (v. l. n. r.)

wegen dieser Krawatte von Fremden angesprochen, ebenso wie Christina mit der Schleife. So entstand eine heitere Stimmung, und die Kommunikation wurde dadurch auf alle Fälle gefördert.

Roland Schutzbach wirkt seit 2001 als »Lachpromoter« in der Schweiz und hat viel initiiert. Von der Lachparade über das Lachschiff bis zu Lachwasser und Lachquellen bei der »Expo«, um die Schweizer mit heilsamem Lachen anzustecken. Er ist der Begründer der ELS – European Laughter Society. Sein Ziel ist GLAR, eine globale Lachrevolution!

Roland Schutzbach hat mir den folgenden Text liebenswürdigerweise zur Veröffentlichung zur Verfügung gestellt:

Das lachende Stadtquartier

Die Aktivgruppe des Stadtviertels hat einen Narrosophen eingeladen. Er soll mit den BewohnerInnen der Vorstadtblöcke ein Lachkonzert inszenieren. Im großen Innenhof zwischen vier Wohnblöcken strömen die Leute an einem Samstagnachmittag zusammen: alte und junge, Marokkaner und Albaner, Schweizer und Deutsche, Ehepaare mit Kindern, Männer in Rollstühlen. Nach kurzer Zeit erschallt Gelächter aus hundert Kehlen über den Hof, und die Neugierigen, die aus den Fenstern spähen, wundern sich sehr. »Was ist das?«, fragen sie sich. »Ist hier die große Heiterkeit ausgebrochen? Soll ich da mitlachen oder nicht?«

Kreuz und quer lachen die Leute durcheinander. Schön, denkt der Narrosoph, dass sich Leute, die sich bisher nur mit mulmigen Gefühlen im Aufzug begegnet sind, mal richtig ankichern! Hinterlistigerweise hat man Lautsprecher aufgestellt. Der Narrosoph lacht ins Mikrofon, und da schwillt das allgemeine Gelächter an zu einem Orkan. Viele Neugierige an den Fenstern trauen sich allmählich aus den Häusern – was soll man auch machen! Lieber man spielt das Spiel mit, als sich in die Schmollecke zu verziehen! Andere bleiben in sicherem Abstand oben – aber auch sie giggeln ein bisschen und haben Spaß an dem ungewöhnlichen Spektakel. Wieder andere ziehen sich vorsichtig in ihre Wohnungen zu-

rück, setzen sich Kopfhörer auf und hören das Requiem von Mozart.

Warum auch nicht? Schließlich ebbt der Lach-Sturm ab. Die Aktivgruppe hat Getränke bereitgestellt. Erstmals begrüßen sich die Leute vom selben Flur, erstmals reicht man der kranken, einsamen Frau aus dem zwölften Stock die Hand, erstmals tauscht man freundliche Blicke aus mit den Afrikanern, an denen man bislang nur vorbeigesehen hat. Ab diesem Tag ändert sich die Stimmung im Quartier: Man lacht sich nun an, wenn man sich begegnet, und Einladungen zum Tee sind keine Seltenheit mehr. Wie schön!

Narrosophischer Ratschlag des Tages: **Lach mal deinen Nachbarn an, dann ist das Leben viel mehr fun!**

Dr. Roland Schutzbach, Philosoph und Narrosoph, will einen Heiterkeitsvirus verbreiten mit dem Ziel, innerhalb der nächsten zehn Jahre ein weltweites Lach-Konzert auf diesem Planeten zu inszenieren. Seine bisherigen Aktionen geben zur Hoffnung Anlass, dass dies gelingt.

Niccel und Emil Steinberger aus der Schweiz
Gleich zu Beginn meines Weges auf der Suche nach dem verloren geglaubten Lachen hat sich ein wunderbarer E-Mail-Austausch mit Niccel ergeben. Der Anlass waren viele Fragen an eine sehr erfahrene »Lacherin«. Niccels köstliches Buch »Ich bin fröhlich« hat mich veranlasst, in Kontakt mit ihr zu treten. Als ihr Mann Emil Steinberger eine Lesung in Wien hielt, hatten wir Gelegenheit, einander persönlich kennenzulernen. Niccels Lachen wird mir immer in Erinnerung bleiben, ebenso Emils Erzählkunst.

Vor unserer persönlichen Bekanntschaft sah ich Niccel und Emil einmal im deutschen Fernsehen bei einer Talkshow anlässlich Emils 70. Geburtstags. Der Moderator bat Niccel, etwas aus ihrer Erfahrung mit dem Lachen zu erzählen. Niccel holte kurz Luft, dann forderte sie den Moderator auf, einen Schluck Wasser zu nehmen und das Wasser im Mund zu behalten. Der Moderator folgte der Bitte. Dann sagte sie: »Und jetzt stellen Sie mir die Frage noch einmal.«

Als ich das sah, habe ich mich vor dem Fernseher zerkugelt! Der Moderator geriet völlig aus der Fassung. Niccel erzählte mir, dass die Szene wirklich spontan war und der Moderator die Sache gar nicht so lustig fand. Auch diese wunderbar lachende, fröhliche Begegnung mit Niccel und Emil betrachte ich als große Bereicherung in meinem Leben.

Steve Wilson aus den USA
In Orlando (Florida) fand im Frühjahr 2003 das erste »Worldlaughtertour Symposium« (WLT Symposium) statt, das von Steve Wilson und seiner Frau Pam organisiert wurde. Steve Wilson ist klinischer Psychologe und nennt sich selbst »the world's only Joyologist« sowie »Cheerman of the bored«. Er lud Madan Kataria das erste Mal im Mai 1999 in die USA ein, um Lachyoga auch bei den Amerikanern einzuführen, was durchaus gelungen ist. Mittlerweile gibt es in ganz Amerika und Kanada Lachclubs. Steve Wilson hat inzwischen viel erreicht, was die Verbreitung von Lachyoga, Humor in der Therapie und heilsames Lachen anbelangt. Beim WLT Symposium begegnete ich vielen Menschen, die sich bereits intensiv mit der Gelotologie (Lachforschung) beschäftigen. Einige von ihnen sind: Patty Wooten, Pragito Dove und Dr. Clifford Kuhn.

Patty Wooten aus den USA
ist seit 20 Jahren in der Lach- und Humorforschung engagiert. Sie ist Clown und Krankenschwester zugleich. Ihre Forschungen und Erfahrungen wurden in ihren Büchern »Heart Humor and Healing«, »Compassionate Laughter« und »Jest for your Health« veröffentlicht.

Pragito Dove aus den USA
hat sich bei dem indischen Mystiker Osho intensiv mit dem Lachen und Weinen beschäftigt. Sie hat die von ihm entwickelte Mystic Rose Meditation übernommen, in der eine Woche gelacht, eine Woche geweint und eine Woche beobachtet wird.

An einer verkürzten Version der Mystic Rose Meditation habe ich in den USA teilgenommen. Neben mir saß ein Mann, der weinte, als hätten sich alle Schleusen des Himmels geöffnet. Ich weinte mit ihm und lachte mit ihm wie nie zuvor. In kürzester Zeit entstand eine Nähe, die normalerweise vieler Jahre des Kennenlernens bedarf. Es ist für mich immer wieder erstaunlich und beglückend, mit einem Menschen zu lachen und manchmal auch zu weinen und dabei festzustellen, wie unmittelbar Verbundenheit und Nähe entstehen.

Dr. Clifford Kuhn aus den USA
ist Arzt und als »Lachdoktor« und Autor mehrerer Bücher über Lachen und Humor bekannt (zum Beispiel »The Fun Factor – Unleashing the Power of Humor at Home and On the Job«), ist ein exzellenter Redner und Komödiant. Bereits 1995 entwickelte er gemeinsam mit Jerry Lewis, dem legendären US-Komiker, das »Lach- und Heilseminar«, das er seither sehr erfolgreich an Universitäten abhält.

Während seines Vortrags in Orlando sind die Zuhörer – auch ich! – vor Lachen faktisch von den Sesseln gekippt. Die Rolle des brillanten Komikers scheint ihm auf den Leib geschrieben zu sein.

Diese Reise zu lachenden Menschen in den USA wurde von einem Fernsehteam des ZDF begleitet. Ich hatte während meines Besuchs in Dänemark anlässlich des Weltlachtags 2003 eine Redakteurin von »Arte« kennengelernt. Diese machte dort Aufnahmen von den Feierlichkeiten, und wir kamen ins Gespräch. Ich erzählte ihr von dem Kongress in den USA, von der Lach-Bewegung und von Patch Adams. Ihr Interesse an dem Thema stieg.

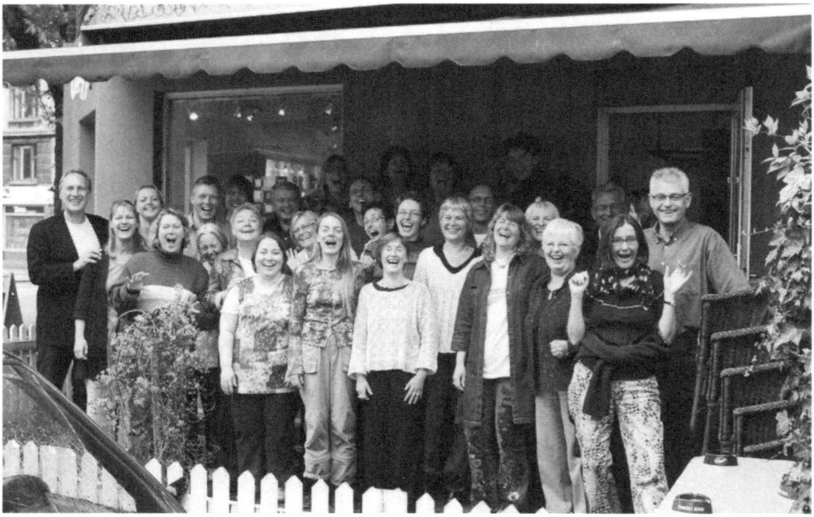

Jan und meine Lach-Freunde in Kopenhagen 2003 (v. l. n. r.)

Schließlich fuhr auch sie mit ihrem Team zum ersten »World-laughter Symposium«.

In Indien drehte sie dann mit Madan Kataria, wie er mit Gefangenen, Blinden und Taubstummen lachte. Im Gefängnis gab es nach dem Lachtraining weniger Aggressionen und Konflikte. Die gesamte Dokumentation über Lachen und die Lach-Bewegung wurde im November 2004 unter dem Titel »Mission Lachen« auf »Arte« ausgestrahlt.

An dieser Stelle ist es mir ein Anliegen, **Jan Thygesen Poulsen** aus Dänemark zu nennen. Er hat in Dänemark die Lach-Bewegung in Gang gebracht und dabei ungeheuer viel bewegt. Er organisierte einige Jahre lang in Kopenhagen die Feier anlässlich des Weltlachtags, der jährlich am ersten Sonntag im Mai stattfindet. Im Jahr 2000 versammelten sich mehr als 10 000 Menschen auf dem Rathausplatz in Kopenhagen, um miteinander zu lachen. Dieses Ereignis kam 2001 sogar ins Guinness-Buch der Rekorde.

Als ich das erste Mal 2003 nach Kopenhagen fuhr, um dieses unvergessliche Ereignis zu erleben, lud mich Jan, ohne mich zu kennen, ganz spontan per E-Mail ein, in seinem Haus zu wohnen. Solche Gastfreundschaft ist mir noch selten begegnet. Als ich dort ankam, wurde ich wie eine alte Freundin begrüßt. Auch andere Besucher aus aller Welt, wie Madan Kataria und seine Frau Madhuri, wohnten bei Jan unter einem Dach. Wir schliefen auf Matratzen und in Schlafsäcken, teilten uns die Hausarbeit, kochten und lachten viel miteinander. Morgens weckte uns Madan mit einem herzlichen Lachen. Ich erzähle dies, damit Sie sich ein Bild machen können, wie sehr das Lachen verbindet – jenseits der geografischen und generationsbedingten Grenzen.

Wenn ich nun nicht alle »ExpertInnen des Lachens« erwähnen kann, denen ich auf meinem Weg begegnet bin, so liegt es daran, dass es den Rahmen dieses Buches sprengen würde. Kurz will ich noch die »Botschafter des Lachens« in diversen Ländern, die mir glücklicherweise immer wieder persönlich begegnen und mit denen ich laufend in Kontakt bin, nennen: Tom Draeger in Berlin, Robert Butt, ein Engländer in Hamburg, Hanne, Begitta, John und Jan in Dänemark, Pauline in Schweden, Daniel in Frankreich, Will in Holland, Kunti in Belgien, Essi in Finnland, Peter und Apiah in Australien und viele andere mehr.

All diesen »Expertinnen und Experten des Lachens«, die ich auf unterschiedliche Art und Weise kennengelernt habe, möchte ich danken. Von jedem und jeder habe ich etwas gelernt.

Auf der Suche nach dem verloren geglaubten Lachen haben sich mir neue Sichtweisen eröffnet, die dazu führten, ungewöhnliche Wege zu gehen.

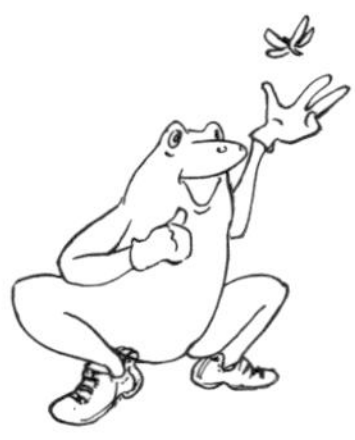

Lachen

»Jedes Lachen vermehrt das Glück auf Erden.«
Jonathan Swift

Durch Lachen können wir sowohl Freude und Glück zum Ausdruck bringen als auch Freude und Glück erfahren. Beim Lachen werden Glücksbotenstoffe aktiviert, die für unser Wohlbefinden sorgen. Mehr Sauerstoff gelangt ins Gehirn, das vegetative Nervensystem wird angeregt, die Durchblutung des Gehirns wird gefördert und sorgt für eine bessere Stimmung. Lachen versetzt uns in einen Zustand der heiteren Gelassenheit, die uns glücklich macht.

Wenn wir intensiv lachen, können wir nicht gleichzeitig denken, wir lachen einfach, sind befreit und losgelöst. Wir sind im Hier und Jetzt. Beim Lachen werden wir unmittelbar in einen meditativen Zustand versetzt. Die Selbstheilungskräfte des Körpers und Selbstorganisationskräfte des Geistes werden aktiviert. Eine Minute Lachen hat eine vergleichbar entspannende Wirkung wie 45 Minuten herkömmliche Meditation.

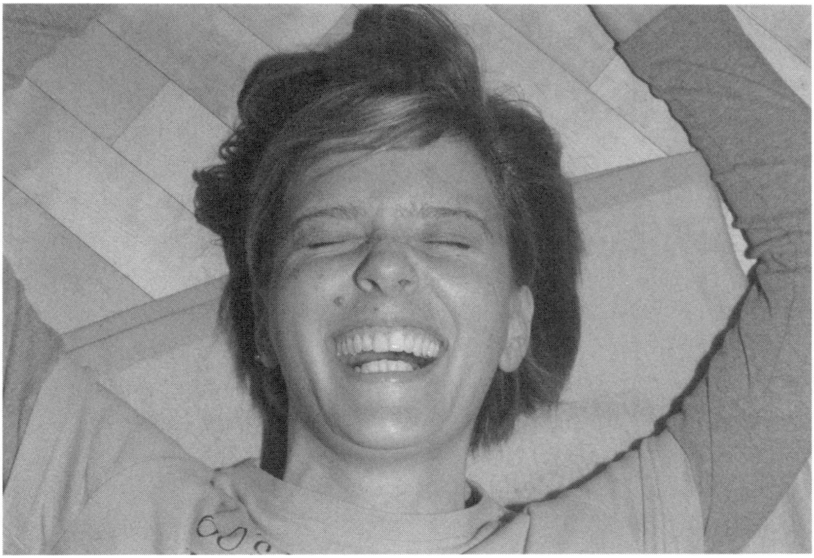

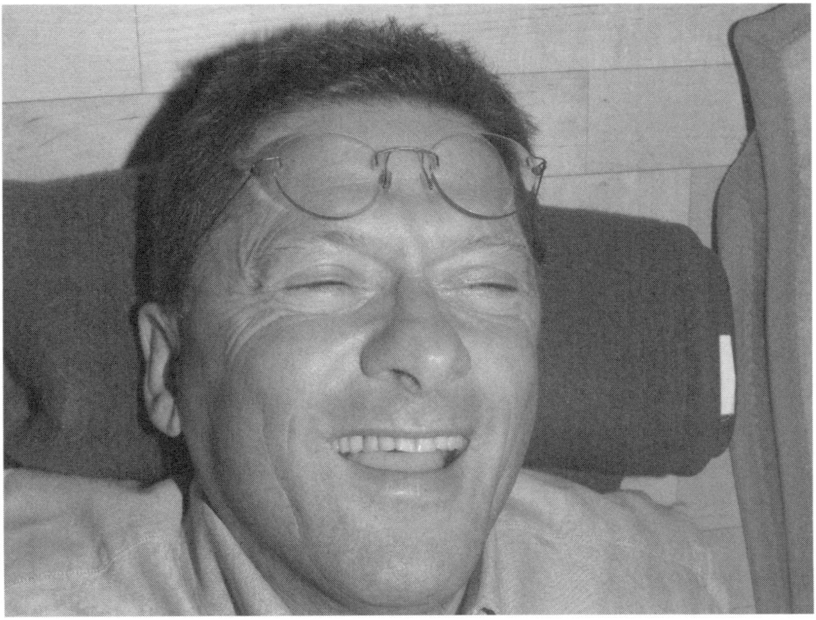

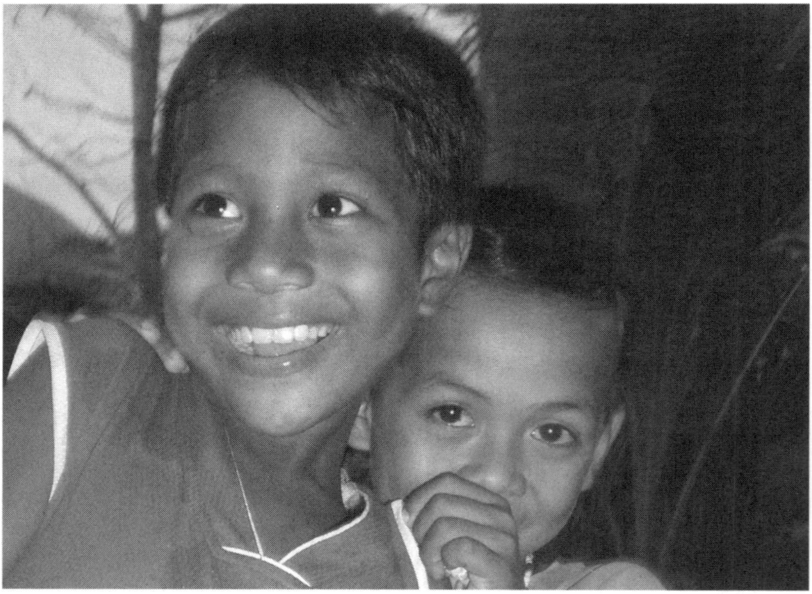

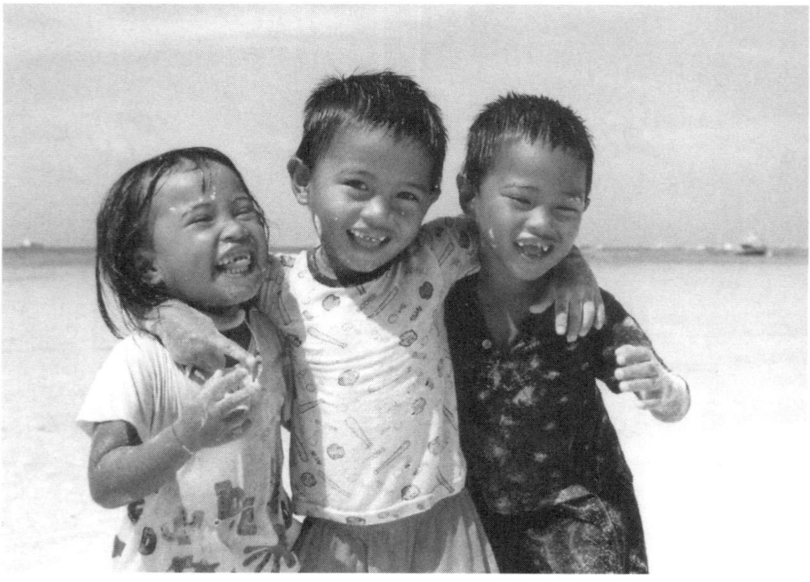

Wir wissen zwar, dass Lachen uns gut tut – trotzdem tun wir es viel zu selten. Kinder lachen bis zu 400-mal am Tag, Erwachsene nur mehr 15-mal!

Diejenigen, die glauben, sie hätten keinen Grund zu lachen, können sich über die neuesten wissenschaftlichen Erkenntnisse freuen: Sie brauchen gar keinen Grund!

Die Lachforscher haben festgestellt, dass auch »Lachen ohne Grund«, wie es zum Beispiel bei Lachyoga der Fall ist, vergleichbare physiologische Auswirkungen auf den Körper hat.

Wenn wir unseren Körper in einen Zustand des Glücks versetzen, wird der Geist dem Körper folgen! Lachen ist ein Ausdruck von Glück. Wenn wir lernen können, bedingungslos zu lachen, dann wird auch unser Glück nicht mehr an Bedingungen gebunden sein.

Werden die Lachmuskeln regelmäßig trainiert, kommen sie leichter in Schwung. Nehmen Sie einfach jede Möglichkeit wahr zu lachen! Egal, ob Sie mit oder ohne Grund lachen – Hauptsache, Sie lachen!

Wer lacht, schafft Nähe zu Menschen und Distanz zu Problemen. Das ist schließlich nichts anderes als eine Definition von Glück.

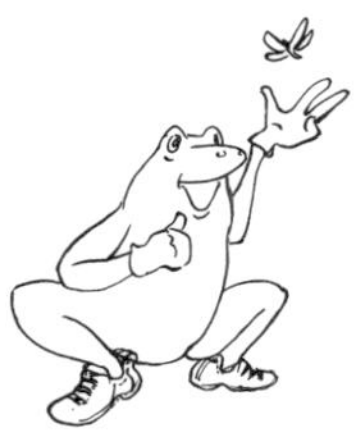

Die magische Kraft des Lachens

»Glück ist jeder neue Morgen,
Glück ist bunte Blumenpracht,
Glück sind Tage ohne Sorgen,
Glück ist, wenn man fröhlich lacht.«

Clemens von Brentano

Lachen

☺ aktiviert Glücksbotenstoffe im Gehirn, die für unser Wohlbefinden sorgen

☺ wirkt negativem Stress entgegen

☺ stimuliert die Immunabwehr, wobei wir weniger anfällig für Krankheiten werden

☺ aktiviert Abwehrzellen

☺ erweitert das Lungenvolumen, der Gasaustausch bei der Atmung erhöht sich

☺ steigert die Sauerstoffaufnahme des Bluts

☺ aktiviert das Herz-Kreislauf-Sytem

☺ senkt bei regelmäßiger Ausübung den Blutdruck

☺ massiert das Zwerchfell und fördert den Stoffwechsel

☺ erhöht die Schmerztoleranz

☺ wirkt depressiven Verstimmungen entgegen

☺ ist erlösend und befreiend

☺ entspannt und hebt die Stimmung

☺ fördert Kreativität, Kommunikation und Produktivität

☺ baut Hemmungen, Angst und Spannungen ab

☺ verbessert zwischenmenschliche Beziehungen

☺ reduziert Konfliktpotenzial und verändert Sichtweisen

☺ führt zu heiterer Gelassenheit und macht glücklich

70 Prozent aller Erkrankungen stehen im Zusammenhang mit Stress, und die Zahl der Menschen mit depressiven Verstimmungen sowie Burn-out-Syndrom nimmt ständig zu. Es ist naheliegend, vorbeugend dagegenzusteuern. Das gelingt jederzeit mit einem ganz einfachen, kostengünstigen Mittel, das immer zur Verfügung steht: Lachen ist Gesundheitsvorsorge mit Spaß! Regelmäßiges Lachen führt zu einer heiteren Grundstimmung, die es ermöglicht, gelassener mit Herausforderungen des Alltags umzugehen.

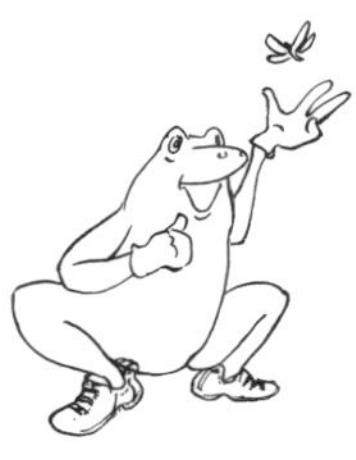

Lachen und Humor

»Lachen ist ein Rühmen Gottes, weil es den Menschen Mensch sein lässt.«

Karl Rahner (Theologe)

Mit dem Lachen sind wir geboren. Kinder beginnen mit drei bis vier Monaten zu lachen, sogar taubblinde Babys können lachen. Ich habe allerdings noch kein Baby gesehen, das lacht, weil es Sinn für Humor hat. Für mich ist das Wort »Humor« im deutschen Sprachgebrauch vordergründig eine Bezeichnung für eine heitere »intellektuelle Herausforderung«. In der Psychologie hingegen wird der Humor oft auch als angeborenes Persönlichkeitsmerkmal definiert.

Lachen ist eine universelle Sprache. Lachen können wir mit jedem Menschen unabhängig von der Sprache oder der Kultur. Diese Form der Kommunikation wird überall verstanden und wird daher auch gerne als die kürzeste Verbindung zwischen Menschen bezeichnet. Humor jedoch ist unterschiedlich. Nicht jeder Mensch hat den gleichen Sinn für Humor.

Der Sinn für Humor entwickelt sich, aus meiner Sicht, erst im Laufe des Lebens und ist unter anderem auch vom Umfeld und der Kultur abhängig, in der wir aufwachsen.

Lachen und Humor sind wie Körper, Geist und Seele eine Einheit. Das eine fließt ins andere. Allerdings bedingt das eine nicht unbedingt das andere.

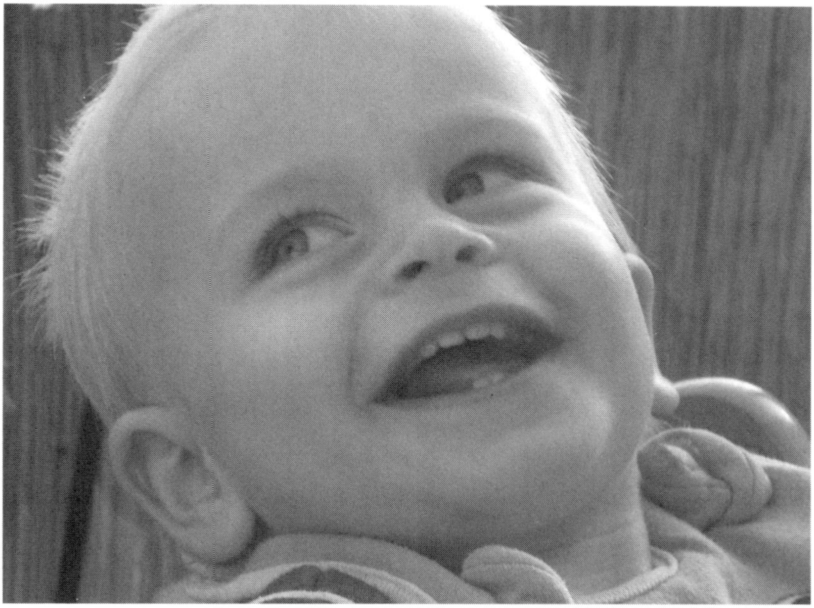

Um von den positiven Auswirkungen des Lachens zu profitieren, benötigen wir weder Humor noch einen Anlass zum Lachen und vor allem keine Witze!

Wenn Sie genau überlegen, werden Sie feststellen, dass sehr viele Witze auf Kosten eines anderen gehen – Burgenländer, Ostfriesen, Schweizer, Blondinen. Die Liste lässt sich beliebig fortsetzen. Wie meinte Gogol? »*Das Lachen ist uns geschenkt, damit wir über uns selbst lachen, nicht über unseren Nächsten.*«

Worum es mir in diesem Buch geht, sind die verbindenden, heilenden, erlösenden Aspekte des Lachens – und nicht die verletzenden, beschämenden, destruktiven Formen wie zum Beispiel Aus- oder Verlachen.

Lachen und Lächeln bewirken eine positive Veränderung des Gesichtsausdrucks, verändern den Stoffwechsel des Gehirns, aktivieren heilsame Körperfunktionen und steigern das Wohlbefinden.

Lachen und **Lächeln** unterscheiden sich durch das Ausmaß. Lächeln ist kontrollierbar. Wenn wir wirklich lachen, verlieren wir die Kontrolle über unseren Körper, gewinnen sie jedoch möglicherweise über unser Leben.

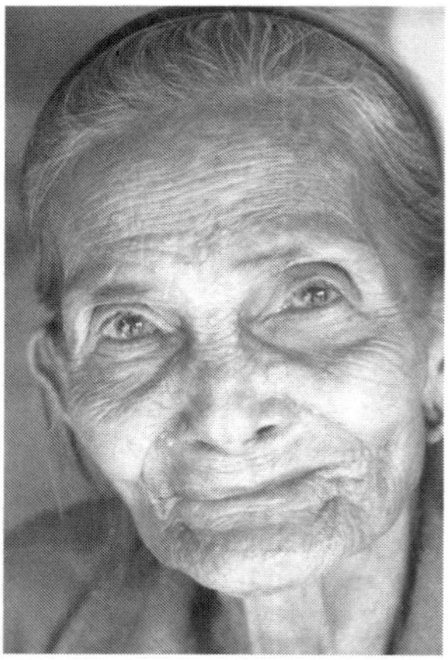

Lächeln

»Für mich ist die Fähigkeit zu lächeln eine unserer wunderbarsten Eigenschaften. Wenn ich jemanden anlächle und derjenige ernst bleibt und nicht reagiert, bin ich immer ein wenig befremdet. Wird hingegen mein Lächeln erwidert, erfreut dies mein Herz. Selbst wenn mich jemand anlächelt, mit dem ich nichts zu tun habe, fühle ich mich berührt. Woran liegt das? Sicher daran, dass ein echtes Lächeln etwas Grundlegendes in uns berührt: unsere natürliche Wertschätzung von Freundlichkeit.«

Dalai Lama

Lach-wissenschaftliche Erkenntnisse

Lee Berk, Neuroimmunologe von der Loma Linda University in Kalifornien, belegte, dass während und nach heftigem Lachen die Aktivität der natürlichen Killerzellen sowie der Immunglobuline, zwei wichtige Elemente des Immunsystems, deutlich ansteigen. Weitere Untersuchungen von Lee Berk ergaben, dass schon Vorfreude ausreicht, um die Anzahl von Endorphinen und anderen Substanzen, die den Körper entspannen, zu erhöhen. Schädliche Stresshormone nehmen hingegen ab.

Paul Ekman, Emotionsforscher, wies die Wirksamkeit der »Therapie des bewussten Lächelns« in vielen Untersuchungen nach. Sämtliche Körpersysteme werden beruhigt, wenn über das Lächeln positive Emotionen hervorgerufen werden. Er folgert daraus, dass es eine direkte und zentrale Verbindung zwischen der Muskelaktivität und den entsprechenden Hirnzentren gibt. Ekman, Paul/Scherer, K. (Hrsg.): »Expression and the Nature of Emotion«, Erlbaum (1984)

William Fry, Neurologe in Stanford (Kalifornien), stellte fest, dass das Lachen den Gasaustausch in der Lunge um das Drei- bis Vierfache gegenüber dem Ruhezustand steigert. Er sagt, Lachen sei gesunde Stimulation und tiefe Entspannung. Zuerst wird der Körper trainiert und danach entspannt er sich. Fry ist der Meinung, dass Lachen eine gute Aerobic-Übung sei, die die Lungen lüftet sowie Muskeln, Nerven und Herz erwärmt und entspannt.

Fry kam zu dem Ergebnis, dass eine Minute Lachen eine vergleichbare Wirkung zeigt wie zehn Minuten Joggen oder Rudern.

Lachen fördert Entspannung; Entspannung fördert Lachen. Für diejenigen, die wenig Zeit für Sport haben, könnte mehr Lachen eine Alternative sein. Betreiben Sie also »Lach-Aerobics«!

Paul McGhee, Entwicklungspsychologe, vergleicht in seinem Buch »The Laughter Remedy« das Lachen in seiner Wirkungsweise mit verschiedenen Entspannungstechniken. Er weist nach, dass durch Lachen die Schmerztoleranz erhöht wird.

Michael Miller, Direktor für vorbeugende Kardiologie an der Klinik der Universität von Maryland, stellte fest, dass Lachen die Arterien entspannt und den Blutfluss verbessert. Er geht davon aus, dass Lachen auch langfristig positive Auswirkung auf das Herz-Kreislauf-System hat. Das Lachen scheint für die Gesundheit von Blutgefäßen fast so wichtig zu sein wie Sport. Laut Michael Miller sollten 30 Minuten Sport dreimal pro Woche und 15 Minuten herzliches Lachen pro Tag fixe Bestandteile eines gesunden Lebensstils sein.

Henry Rubinstein, Neurologe, fasst in seinem Buch »Die Heilkraft des Lachens« experimentelle Untersuchungen zusammen, die Hinweise dafür erbrachten, dass Lachen zur Muskelentspannung führt, dass es ein höchst wirksames Mittel für den Stressabbau im Allgemeinen und gegen Herzbeschwerden, Kopfschmerzen und chronische Angst im Besonderen ist.

Michael Titze, Diplompsychologe, Psychotherapeut und Psychoanalytiker, beschreibt in »Die heilende Kraft des Lachens« den Effekt von 30-minütigen Lachübungen so, dass sich die Teilnehmer danach körperlich wohl fühlen und darüber hinaus über ein gesteigertes Selbstwertgefühl berichten, das mit einer optimistischen Lebenseinstellung einhergeht.

Esther Sternberg vom Institute of Mental Health in Bethesda/Maryland zeigte anhand von Blutanalysen, dass intensives Lachen Stresshormone abbaut.

Robert Zajonc, amerikanischer Psychologe, konnte experimentell nachweisen, dass die Veränderungen der Gesichtsmuskulatur schon beim Lächeln Auswirkungen auf die Blutzufuhr zum Gehirn haben! Während das Gehirn depressiver Menschen weniger gut mit Blut versorgt ist, bekommt es bei lachenden und lächelnden Menschen aufgrund vermehrten Blutzuflusses eine »Sauerstoffdusche«. Dies führt zu einem positiven emotionalen Zustand. Zajonc empfiehlt deshalb ein regelmäßiges Training der Gesichtsmuskulatur. Bewusst sollten sich gerade depressive Menschen dazu anhalten, ihrem Gesicht ein fröhliches Lächeln zu geben.

Die Psychoneuroimmunologie (PNI) ist die Wissenschaft, die sich mit der Kommunikation des Gehirns und unserem Immunsystem beschäftigt. Die PNI bestätigt, dass Glück, Humor und positive Gefühle wesentlich zu unserer Gesundheit und Abwehr von Krankheiten beitragen.

Positive Emotionen wie Lachen, Freude, Zufriedenheit und Heiterkeit erweitern das Spektrum unserer Denk- und Handlungsmöglichkeiten – was sich auch auf den beruflichen Erfolg auswirkt. Dies wurde vom Nobelpreisträger für Wirtschaftswissenschaften 2002 **Daniel Kahnemann** festgestellt. Positive Gefühle, wie zum Beispiel Lachen, machen wacher und aufmerksamer. Sie ermöglichen uns auch, unsere Potenziale besser zu nutzen, erklärt die amerikanische Psychologin **Barbara Frederickson**.

Weitere wissenschaftliche Erkenntnisse über Lachen und Humor finden Sie im weltweiten Netz auch unter www.univie.ac.at/Psychologie/lefop/CliniClowns_online.pdf.

Diese wurden im Rahmen eines wissenschaftlichen Symposiums des Forschungsvereins CliniClowns in Wien im Jahr 2006 von **Prof. Kryspin-Exner** (Institut für Klinische, Biologische und Differentielle Psychologie, Fakultät für Psychologie der Universität Wien) präsentiert.

Regelmäßiges Lachen trägt auf alle Fälle zu einer wesentlichen Verbesserung der Lebensqualität sowohl bei Gesunden als auch bei Kranken bei.

Allein das Geräusch lachender Menschen veranlasst das Gehirn, die Gesichtsmuskeln automatisch aufs Mitlachen vorzubereiten. Deshalb ist Lachen ansteckend, selbst dann, wenn man den Grund für die gute Laune eines anderen Menschen gar nicht kennt. Zu diesem Ergebnis ist **Sophie Scott** vom University College in London gekommen.

Neue Studien über bedingungsloses Lachen, wie es bei Lachyoga-Übungen der Fall ist, belegen, dass durch regelmäßige Lachyoga-Übungen Stress am Arbeitsplatz reduziert sowie Produktivität und Motivation erhöht werden können. Die Studien wurden in Unternehmen in den USA und in Indien durchgeführt. Diese Studien sind bei Dr. Kataria unter www.laughteryoga.org erhältlich.

Robert Provine, Psychologe und Neurowissenschaftler von der University of Maryland, meint, dass der Sinn des Lachens einfach darin liegen könnte, positive Gefühle in anderen hervorzurufen. Obwohl es zahlreiche Untersuchungen gibt, sind sich die Wissenschaftler noch nicht ganz einig, ob Lachen die Gesundheit tatsächlich verbessern kann. Doch ist es nicht auf jeden Fall ausreichend, dass Lachen die Lebensqualität steigert sowie uns und anderen Freude macht?

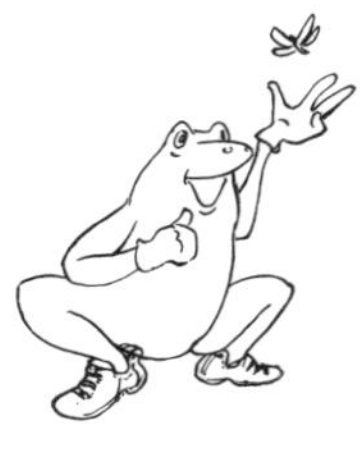

Lachen und Humor in der Therapie

»Der Heitere ist Meister seiner Seele.«
William Shakespeare

Michael Titze, Begründer von Humorcare Deutschland und Autor zahlreicher Bücher zum Thema »Humor in der Therapie«, ist Pionier auf diesem Gebiet im deutschen Sprachraum.

Für **Alfred Adler**, **Sigmund Freud** und **Viktor Frankl** (Logotherapie) waren Humor und Lachen ein wichtiger Bestandteil ihrer Arbeit. Frankl forderte seine Patienten auf, ihre Probleme nicht zu bekämpfen oder vor ihnen zu fliehen, sondern mit ihnen Spaß zu haben.

Frank Farrelly ist der Begründer der Provokativen Therapie (PT). Er fand heraus, dass sich Humor und Provokation sehr gut mit Empathie und Wohlwollen vereinbaren lassen. Das spielerische Element in der Therapie wird dabei gefördert.

Auch in der Transaktionsanalyse werden die positiven Auswirkungen des Lachens anerkannt und angewandt.

Annette Goodheart ist eine Pionierin der heutigen Lachtherapie. Seit 1970 wendet sie sehr erfolgreich Lachtherapie bei Patienten und Klienten an, insbesondere bei chronisch Erkrankten.

Abraham Maslow, der Gründer der klientenzentrierten Therapie nach **Carl Rogers**, und **R. D. Laing**, bekannte Pioniere der Psychologie, vertreten ebenfalls die Meinung, dass Lachen und Humor wichtige Bestandteile der Therapie darstellen.

Fritz Pearls (Gestalttherapie) meint, dass Humor hilfreich sein kann, mehr Selbstbewusstsein zu erlangen.

Nossrat Peseschkian ist einer der Begründer der positiven Psychotherapie. Dabei werden humorvolle Geschichten und Lebensweisheiten, die den Blick für neue, befreiende Sichtweisen öffnen, therapeutisch eingesetzt.

Albert Ellis, Gründer der Rational Emotive Therapy (RET), sprach bereits 1976 über »Spaß als Psychotherapie«. Er meinte, insbesondere die Bereitschaft, über sich selbst zu lachen, ist ein essenzieller Faktor, sich gegen die moderne Denk-Krankheit »Übererinsthaftigkeit« zu wappnen.

Patch Adams, Arzt und Clown, verbreitet als Clown Fröhlichkeit und Lachen, um den Heilungsprozess zu fördern. Diesen Einsatz leisten unter anderem auch die Roten Nasen, die CliniClowns und die Clowndoktoren.

Lachen hat vielleicht (noch) keine exakt messbare Wirkung, allerdings einen sichtbaren und spürbaren Effekt!

Häufiges Lachen trägt zu einer heiteren Grundstimmung bei, die ihrerseits die Belastungstoleranz im Alltag hebt. Die Tatsache, dass sich nun auch Universitäten dieses Themas annehmen, unterstreicht die Wichtigkeit aller Bemühungen, möglichst vielen Menschen die positiven Auswirkungen von Lachen näherzubringen. Wissenschaftliche Untersuchungen tragen zum Verständnis der psychischen und physischen Vorgänge beim Lachen bei. Die angenehmen Effekte des Lachens offenbaren sich in der praktischen Erfahrung, die auch in erlebnisorientierten Seminaren vermittelt werden können.

Lachyoga

»Wir lachen, nicht weil wir glücklich sind,
wir sind glücklich, weil wir lachen.«

William James

Dieses Zitat bringt die Essenz von Lachyoga auf den Punkt.

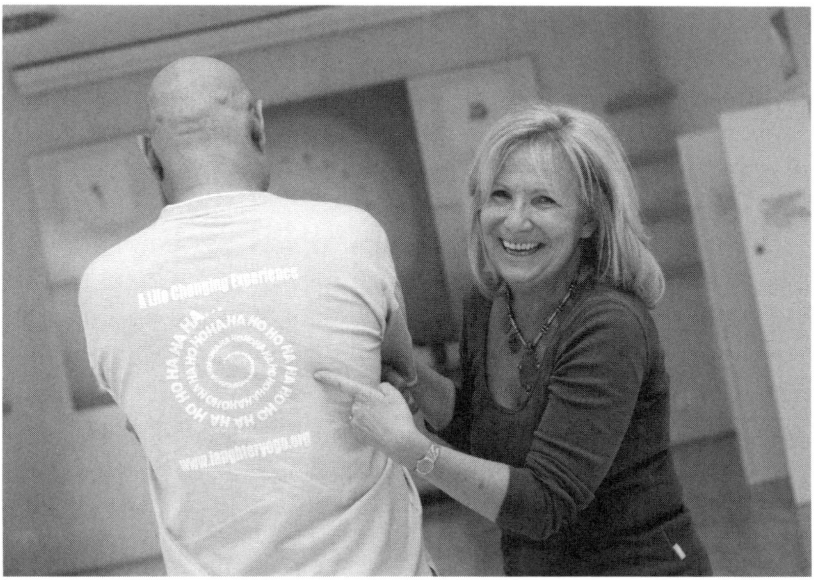

Lachyoga ist eine wunderbare Methode, um eine heitere Grundstimmung zu erlangen und somit mit Herausforderungen des Alltags gelassener umgehen zu können.

Regelmäßiges Lachen erhöht die Stressresistenz, entspannt von emotionalem Stress, verändert Sichtweisen, baut Angst und Spannungen ab, steigert die Lebensqualität, führt zu vermehrter Kreativität und Produktivität.

Lachyoga ist eine lustvolle Möglichkeit, Humor, Heiterkeit und Lebensfreude wiederzuentdecken. Es ist befreiend und wohltuend sich selbst und die eigene Situation wieder mit mehr Gelassenheit wahrzunehmen.

Lachyoga hat vielfach einen therapeutischen Effekt. Es ist allerdings kein Ersatz für Psychotherapie oder ärztliche Behandlung. Es ist eine präventive Maßnahme und kann eine unterstützende Begleitmaßnahme sein.

Lachyoga ist eine vergnügliche und effektive Methode zur Gesundheitsvorsorge, Gesundheitsförderung und Gesunderhaltung.

Es sind keine besonderen Fähigkeiten erforderlich, lediglich Lust und der Wille zu lachen!

Eine chinesische Weisheit besagt: *»Ein Vogel singt nicht, weil er die Antwort weiß – er singt, weil er ein Lied hat.«*

Der Vogel singt, weil er Lust am Singen hat, und beim Lachyoga geht es um bedingungsloses Lachen – Lachen, weil wir Lust am Lachen haben.

Um zu erfahren und zu verstehen, worum es beim Lachyoga geht, sowie allenfalls Verhaltensänderungen herbeizuführen, ist es empfehlenswert, die Übungen nicht nur aus dem Buch zu entnehmen, sondern sie vorab unter Anleitung, zum Beispiel in einem Lachyoga-Workshop, kennenzulernen und zu üben.

Nachhaltigkeit kann nur durch regelmäßige Praxis gewährt werden. Im Anschluss an einen Lachyoga-Workshop oder an ein Seminar ist es sinnvoll, in einem Lachclub oder im Rahmen einer Lachgruppe Lachyoga-Übungen weiter zu praktizieren.

Weltweit gibt es derzeit über 6000 Lachclubs in 60 Ländern

der Welt. Die meisten Lachclubs sind auf Dr. Madan Katarias Homepage unter www.laughteryoga.org zu finden.

Lachyoga (Hasya-Yoga) verbindet Atem- und Dehnübungen aus dem Hatha-Yoga mit pantomimischen Übungen, die zum Lachen anregen. Aus einem willentlichen Lachen entsteht ein spontanes Lachen. Das Prinzip lautet: »Tue so als ob, bis es gelingt« beziehungsweise »Tue so als ob, bis das Lachen von selbst kommt«. Die Übungen werden durch spielerische Tätigkeiten und Bewegung untermalt. Bewusstsein für mehr Heiterkeit, Freude und Spaß im Alltag soll geweckt werden. Bei den Übungen werden die inneren und die äußeren Lachmuskeln trainiert.

Durch **Lachyoga-Übungen** können Endorphine, Dopamine und andere Transmitter im Gehirn aktiviert werden. Dadurch stellt sich bei uns Heiterkeit und Fröhlichkeit ein. Folglich erleben wir auch weniger negativen Stress. Endorphine sorgen für ein körperliches und seelisches Wohlgefühl.

Langes Ausatmen wie beim Lachen lockert die körperliche Anspannung und unterstützt den Organismus beim Ausscheiden von Schadstoffen, insbesondere Kohlendioxid. Beim tiefen Einatmen wird dem Körper vermehrt Sauerstoff zugeführt, dies gibt uns zusätzliche Energie und bringt uns in Schwung.

Die Methode »Tue so als ob, und du wirst es sein« stammt ursprünglich vom amerikanischen Glücksforscher Prof. David Myers. Eine Studie mit Schauspielern hat ergeben, dass die Darstellung von Lachen, Lächeln, Freude in Mimik und Gestik auch tatsächlich Freude und gute Stimmung in uns erzeugt. Wenn man sich lange genug in eine Gefühlslage versetzt, empfinden wir sie auch tatsächlich. Wir können zum Beispiel anhand von Lachyoga-Übungen so tun, als ob wir lachen, und in Kürze wird dieses willentliche Lachen in ein spontanes Lachen übergehen. Dabei sendet unser Körper über unser Nervensystem sozusagen die Botschaft ans Gehirn: »Endorphine tanzen lassen!« Ein biochemischer Prozess wird eingeleitet, der unser Wohlbefinden steigert. Also, wenn wir unserem Körper Emotionen wie Schauspieler lange und intensiv genug vorspielen und uns wirklich in diese gewünschte Rolle versetzen, werden diese Gefühle in uns tatsächlich erzeugt.

Die Erkenntnisse von Joachim Bauer, Internist, Psychiater, Facharzt für Psychotherapeutische Medizin und Professor für Psychoneuroimmunologie, die er in seinem spannenden Buch über Spiegelneurone schildert, können aus meiner Sicht weitere Indizien sein, wie Lachyoga-Übungen wirken. Joachim Bauer schreibt: *»Neurobiologisch gesehen ist die gezielte Imitation, also das angeleitete Nachmachen von emotional bedeutsamen mimischen Ausdrucksformen und Körpergesten, mehr als das Erzeugen eines äußeren Scheins ohne innere Bedeutung. Untersuchungen konnten zeigen, dass die Imitation einer von Gefühlen begleiteten Geste auch die jeweils dazugehörenden Emotionszentren aktivieren kann.«*

Laut Neurowissenschaft helfen Freude und positive Emotionen wie beim Lachen die Lebensfreude zu steigern sowie erworbenes Wissen besser im Gehirn abzuspeichern und leichter wieder abrufen zu können. Wir tun also beim Lachen sowohl unserer Gesundheit als auch unserem Gedächtnis etwas Gutes. Beim Lachen betreiben wir mentales Muskeltraining. Je öfter wir unseren Körper in einen Zustand des Lachens versetzen, desto schneller wird die gewünschte Wirkung einsetzen. Nach einer gewissen Übungspraxis wird das Gehirn immer rascher in der Lage sein, Glücksbotenstoffe zu aktivieren, die unser Wohlgefühl steigern und unser Denkvermögen fördern.

Untersuchungen haben ergeben, dass Studenten, die vor Prüfungen zum Lachen gebracht wurden, wesentlich entspannter an die Prüfung herangegangen sind und somit auch erfolgreicher waren.

Lachen und Lernen gehören zusammen! Wie sieht es mit der »Lachfrequenz« in unseren Schulen und Universitäten aus? Wie wäre es, Lach(yoga)-Training als Lern- und Kommunikationsmittel sowie zur Förderung von sozialer Kompetenz in pädagogischen Bereichen einzusetzen?

Schon Erich Kästner hat die Einführung eines neuen Unterrichtsfachs verlangt, nämlich »Lachkunde«. Er war der Meinung, dass wir mehr zu innerer Heiterkeit geschult werden sollen. In Dänemark und England legt man bereits in den Schulen höchsten Wert auf Lachen!

In Unternehmen, in denen Lachen ein Teil der Unternehmenskultur ist, gibt es mehr Produktivität und Kreativität, weniger Krankenstände, Mobbing und Fluktuation.

Gesunde und zufriedene Mitarbeiter können mehr leisten als gestresste und ängstliche Mitarbeiter. Regelmäßiges Lachen wirkt gesundheitsfördernd und motivierend, schafft Nähe zu Menschen, baut Stress, Ärger und Anspannungen ab und Teamgeist auf.

Wenn Menschen die Möglichkeit haben, sich im positivsten Sinne auf der emotionalen Ebene zu begegnen, wie es bei Lachyoga der Fall ist, dann wird es auch leichter auf der Sachebene.

Das Kapital jedes Unternehmens sind die Mitarbeiter. Mitarbeiterfreundliche Angebote reichen mittlerweile vom Fitnesscenter bis zum betriebseigenen Kindergarten, Entspannungskursen und Gesundheitsvorsorge. Beispielgebend ist die Wien Holding, ein Unternehmen der Stadt Wien mit zirka 70 Tochtergesellschaften und etwa 2000 MitarbeiterInnen. Aus dem Engagement der Wien Holding im Bereich der betrieblichen Gesundheitsförderung entsteht für Mitarbeiterinnen und Mitarbeiter ein laufend erweitertes Angebot, das unter anderem Ernährungsberatung, Raucherentwöhnung und, um Stress entgegenzuwirken und den Teamzusammenhalt zu fördern, seit 2008 auch Lachyoga-Workshops beinhaltet.

Four Systems, eine IT-Firma in Kopenhagen, führte 15-minütige Lachyoga-Übungen fünfmal in einer Woche durch, danach ein Jahr lang wöchentliche Sessions. In diesem Zeitraum wurden die Stresslevels der Mitarbeiter nach wissenschaftlichen Standardmessmethoden ermittelt, wobei man zu beeindruckenden Resultaten kam. Der Stress wurde um 70 Prozent reduziert. Der Verkaufserfolg steigerte sich um 40 Prozent im Vergleich zum Vorjahr, obwohl der Wettbewerb auf dem IT-Markt härter geworden war.

»Die wirklich Großen sind diejenigen, die andere zum Lachen bringen und überall Fröhlichkeit verbreiten, ohne jeweils zu befürchten, dass sie dadurch an Macht und Ansehen verlieren«, meint Niccel Steinberger.

Lach(yoga)-Training für Führungskräfte und Mitarbeiter ist bereits in vielen Ländern ein fixer Bestandteil der Personalentwicklung. Im deutschsprachigen Raum ist dieses Thema scheinbar noch mit Skepsis und Angst besetzt, Angst, lachend nicht ernst genommen zu werden. Lachen kann auch Hierarchien außer Kraft setzen. Dies könnte natürlich so manche Strukturen verändern.

Thomas Chorherr ruft in seinem Buch »Über das Lachen« zu einem »Management by fun« anstatt zu einem »Management by fear« auf. Wie sieht es mit dem Gemütszustand der Mitarbeiter in helfenden Berufen aus? Insbesondere in diesen Bereichen sind die Burn-out-Raten am höchsten. Was könnte im schlimmsten Fall passieren, wenn Ärzte und Mitarbeiter in pflegenden Berufen auf ihre Patienten mit mehr Heiterkeit, Freude und Lachen einwirkten, da sie auch selbst mehr Freude im Leben und an ihrer Arbeit durch Lach(yoga)-Training erlangen? Bestenfalls gäbe es wieder mehr Menschlichkeit und wahrscheinlich kürzere Aufenthaltszeiten der Patienten in Spitälern, weil das Lachen den Heilungsprozess vermutlich beschleunigt.

Ein Hinweis am Rande: Es ist sinnvoll, bei Bewerbungsgesprächen darauf zu achten, wie die Stimmung im Unternehmen ist und ob gelacht wird. Auch das Betriebsklima kann Auswirkungen auf Ihre Gesundheit haben.

»Ein Lachen macht dich zum Meister deiner selbst«, sagt Thich Nhat Hanh, ein buddhistischer Mönch und Zen-Meister aus Vietnam.

Wer Lust auf bedingungsloses Lachen hat, kann sich unter www.lachtraining.at oder www.lachyoga.at zu einem Lachtraining gleich anmelden. ☺ Ein Lach(yoga)-Seminar ist wie Musik, man kann es nicht beschreiben, man kann es nur erleben.

Mein Seminarmotto lautet: »Lachen – Tanzen – Singen lassen Endorphine springen.«

Es ist ein Tag der Lebensfreude und eine Besinnung auf die wesentlichen Dinge im Leben.

Bei einem Lachyoga-Seminar werden Sie **eingeladen**, in einer Gruppe von Gleichgesinnten **mitzulachen**. Niemand bringt Sie während der Lachyoga-Übungen zum Lachen. Völlig ohne offensichtlichen Grund zu lachen, jenseits von allen Konventionen, ist eine wichtige Voraussetzung, um das Potenzial an Lachen, das in jedem Menschen vorhanden ist, zu fördern. Sie müssen nicht lachen, Sie **dürfen** lachen. Es ist eine Plattform, wo Lachen erlaubt und erwünscht ist. Wenn Sie lachen, werden andere auch lachen. Bald ist die ganze Gruppe mit Heiterkeit angesteckt. Es entsteht dabei sehr rasch Nähe zu Menschen und Gemeinschaftsgefühl. Bereits nach 15 Minuten gemeinsamen Lachens sind Sie mit positiver Energie aufgetankt.

»Lachen reinigt die Seele, und wenn man lacht, bekommt man Lachen zurück«, lautet ein afrikanisches Sprichwort. Die Lachyoga-Philosophie ist »a way of living«, also eine Lebensart, die ich auch als Lebenskunst bezeichnen will.

- ☺ Es handelt sich hier nicht um eine Frage der Unterhaltung, sondern um eine Frage der Haltung, sich selbst und anderen gegenüber.
- ☺ Wir verhalten uns im Sinne des Friedensgedankens, der Wertschätzung gegenüber anderen und respektieren Unterschiedlichkeiten der Menschen.
- ☺ Lachen ist universell – es spielen weder Sprache, Religion, Hautfarbe, Geschlecht, Herkunft noch politische Zugehörigkeit eine Rolle.
- ☺ Wir lachen über uns selbst und miteinander – es geht niemals um Aus- oder Verlachen!
- ☺ Wir machen uns nicht lustig über Schwächen und erzählen auch keine Witze auf Kosten von anderen Personen.
- ☺ Wir unterstützen Menschen dabei, Ihr Potenzial an Lachen und Lebensfreude zu fördern.

Was hat Lachyoga mit Yoga zu tun?
Yoga im Allgemeinen ist eine Methode, mit deren Unterstützung wir in unsere Mitte beziehungsweise in die Balance kommen und einen bestimmten Geisteszustand erreichen können. Es ist auch ein Weg zur Selbsterkenntnis und verhilft uns durch die Verbindung von Bewegung und Atmung unseren Körper achtsam wahrzunehmen.

Das Gleiche gilt für Lachyoga oder Hasya-Yoga. Menschen, die lachen können, sind besser »ausbalanciert«. Lachen heilt, weil es den Lachenden wieder »einbalanciert«. Herzhaftes Lachen ermöglicht auch, Sichtweisen zu ändern und dadurch neue Einsichten zu gewinnen.

Mittlerweile gibt es unendlich viele Arten von Yoga. Das reicht von Astanga-Yoga bis zu **Schlampenyoga** und **Kuh-Yoga**. Ja – Sie haben richtig gelesen! Wenn Sie wissen wollen, wie der Sonnengruß für Kühe aussieht, und wenn Sie wirklich von Herzen lachen wollen, ist »Yoga für Kühe« von Klaus Puth, Eichborn Verlag, eine Pflichtlektüre.

Für diejenigen, die sich bisher noch nicht entscheiden konnten, welche Art von Yoga sie ausüben wollen, kann Milena Mosers Buch »Schlampenyoga oder wo geht es hier zur Erleuchtung« vielleicht Abhilfe schaffen. Was Sie mit diesem Buch auf alle Fälle tun können, ist lachen!

Milena Moser definiert Yoga als das »Innehalten der stürmischen Wogen des Geistes«.

Dies ist gut auf Lachyoga übertragbar. Sie können nicht gleichzeitig denken und lachen.

Lachen ist eine Art laute Sofortmeditation. Im Unterschied zu anderen Entspannungsmethoden werden Sie beim Lachen **unmittelbar** in einen meditativen Zustand versetzt. Lachen gewährt uns für kurze Zeit Freiheit von unserem Verstand, also eine Denkpause, in der wir uns von den vielen geschäftigen Stimmen in unserem Kopf befreien können.

Lachyoga-Übungen

> *»Zum Lachen braucht man keine spezielle Begabung. Lerne, wie ein kleines Kind zu lachen, lache total und bewusst, und nicht über andere, sondern über dich selbst. Man sollte niemals eine Gelegenheit verpassen zu lachen.«*
>
> Osho

Bei Lachyoga-Übungen geht es immer um »wohlwollendes Lachen«, das heißt darum, **miteinander** zu lachen, und vor allem um die Fähigkeit, über sich selbst zu lachen. Wenn wir über uns selbst lachen können, können wir auch locker mit anderen lachen.

- ☺ Über sich selbst zu lachen, ohne sich dabei abzuwerten, ist ein liebevoller Weg zur Selbsterkenntnis und Selbstannahme.
- ☺ Miteinander lachen ist von gegenseitiger Wertschätzung, Wohlwollen, Sympathie und Anerkennung gekennzeichnet im Gegensatz zu Aus- oder Verlachen.
- ☺ Es gilt, mehr Spiel und Spaß in unser Leben zu bringen und Abstand von der modernen Denkkrankheit der Überernsthaftigkeit zu gewinnen.

»Wir hören nicht auf zu spielen und zu lachen, weil wir alt werden. Wir werden alt, weil wir zu spielen und lachen aufhören.«

Das Originalzitat ist von Michael Pritchard. Ich habe es mit »lachen« erweitert.

Bevor Sie mit den Lachyoga-Übungen anfangen, klopfen Sie sich mit Ihrer Handfläche, beginnend bei einem ausgestreckten Arm, die **Ernsthaftigkeit** aus Ihrem ganzen Körper, **klopfen Sie Ihre »Lachzellen« von Kopf bis Fuß frei**. ☺

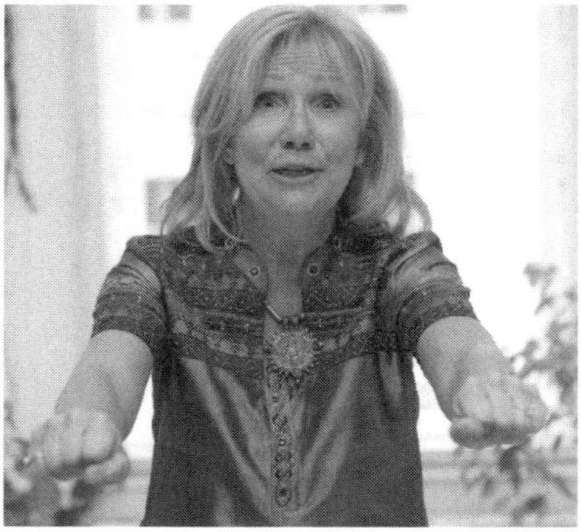

Dann nehmen Sie mit Ihren Füßen guten Kontakt mit dem Boden auf, spannen dabei alles an, Ihren Bauch, Ihren Po, Ihre Beine, die Arme, die Sie mit geballter Faust nach vorne strecken. Stellen Sie sich vor, Sie halten in Ihren Fäusten ALLES, was Sie belastet, ganz fest.

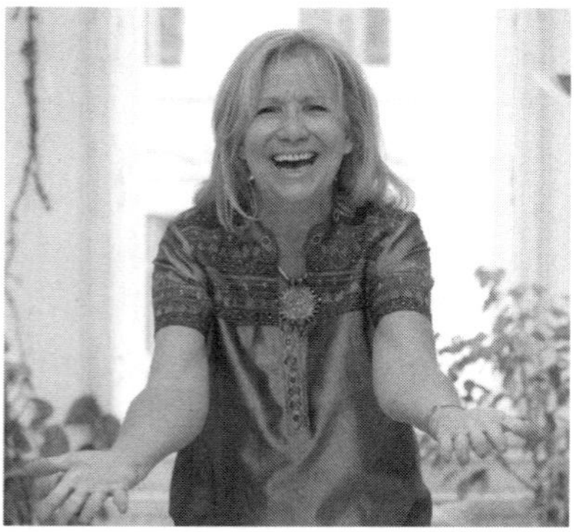

Nun gehen Sie langsam in die Knie, drehen Ihre Handflächen nach oben, machen die Hände auf, **lassen ALLES los** und laaaaaaaachen!

Jetzt steht der Leichtigkeit des Lachens nichts mehr im Weg.

Hier einige Lachyoga-Übungen, die aufgrund der **Gruppendynamik** und der Tatsache, dass Lachen ansteckend ist, **am besten in einer Gruppe anwendbar sind**.

1. Ganz wichtig ist es, bei den Übungen Augenkontakt zu halten und nicht zu sprechen, nur zu lachen. ☺ Lachyoga ist eine nonverbale Methode. Wir wollen durch Lachen unseren wertenden, analysierenden Verstand für kurze Zeit stillstellen. Das Gehirn kann laut der Lachforschung (Gelotologie) nicht unterscheiden, ob es sich um ein spontanes oder willentliches Lachen handelt. Sobald man lacht, geht bereits die Botschaft ans Gehirn »Endorphine tanzen lassen«.

2. Die Übungen finden nach Möglichkeit in Bewegung, zum Beispiel beim Herumgehen, statt. Bewegung bewegt (motion creates emotion). Sollte es keine Bewegungsmöglichkeit geben, können Sie gewisse Übungen auch im Sitzen machen.

3. Jede Übung beginnt mit **rhythmischem Händeklatschen** und einem **Mantra »hoho hahaha«** (dient auch dazu, das innere Kind in uns zu wecken), möglichst melodisch, nicht militärisch. Dabei werden die Reflexzonen der Hände aktiviert, die Energie zum

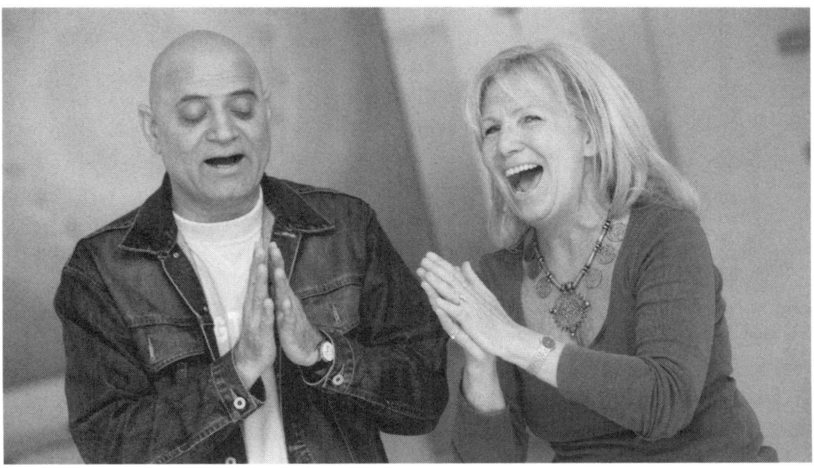

Fließen gebracht und während des »hoho hahaha« atmen Sie ordentlich aus. Währenddessen gehen Sie umher, sehen einander in die Augen und **sprechen nicht!** Klatschen und tönen mit »hoho hahaha« dreimal hintereinander. »Hoho« lockert die die Bauchmuskulatur, »hahaha« lockert die Brustmuskulatur.

4. Dann heben Sie die Arme langsam über den Kopf, **dehnen dabei Schultern und Nacken** und **atmen tief durch die Nase ein**, senken die Hände und **atmen doppelt so lange aus**. Sie können auch mit einem »hahaha« ausatmen, das auf alle Fälle zum Lachen anregt. Das machen Sie zweimal.

5. Jetzt kommt der **spielerische Anteil**. Eine Lachübung wird angesagt. Jede Lachübung hat einen Namen.

Stummes Lachen
Einklatschen, dreimal »hoho hahaha« und dann zweimal ein- und ausatmen.

Sie bewegen sich schweigend-tonlos mit lustigen Gesten so, als ob Sie lachen würden. Sie werden sehen, alleine die anderen bei diesem »so tun als ob« zu beobachten, regt Heiterkeit an. Das machen Sie eine kurze Sequenz lang und dann kommt die nächste Übung.

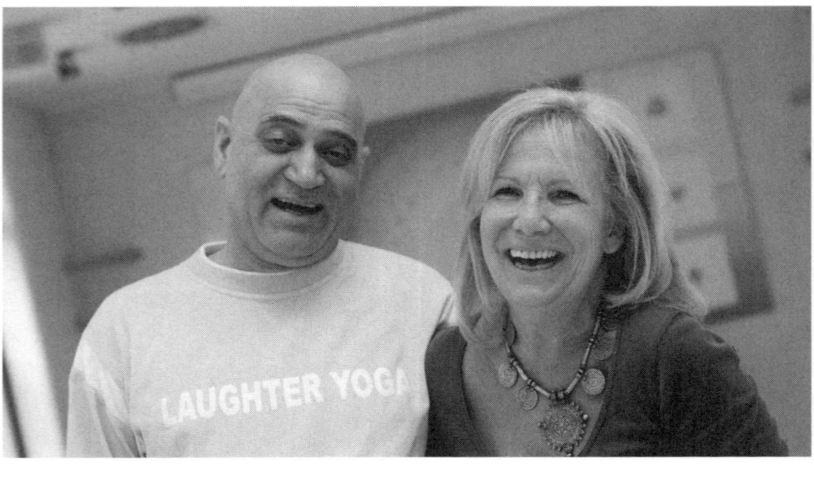

Westliches Begrüßungslachen
Einklatschen, dreimal »hoho hahaha« und dann zweimal ein- und ausatmen.

Sie gehen auf jemanden zu, reichen dieser Person die Hand, begrüßen sich, indem Sie einander die Hände herzlich lachend schütteln. Gehen Sie auf weitere Personen zu und begrüßen Sie diese auf die gleiche Weise.

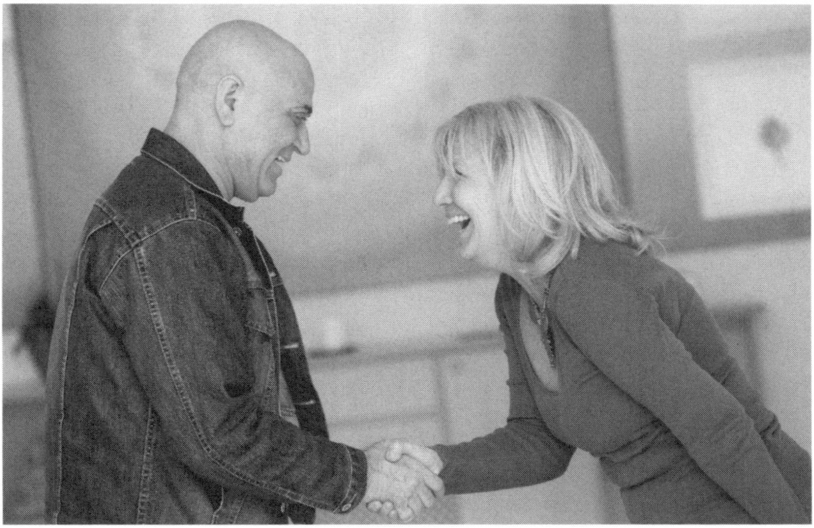

Östliches Begrüßungslachen oder **Namaste-Lachen**
Einklatschen, »hoho hahaha«, ein- und ausatmen.

Das Einklatschen und die Atemübung erfolgen vor jeder Übung gleichermaßen. Ich erspare Ihnen und mir daher eine weitere Wiederholung. Sie haben es sich sicher bereits gemerkt.

Sie falten die Hände wie bei einem Gebet, mit ausgestreckten Fingern, verbeugen sich abwechselnd voreinander und lachen fröhlich miteinander.

In Sanskrit bedeutet das Wort »Namaste«: »Ich beuge mich vor dem Göttlichen in dir.«

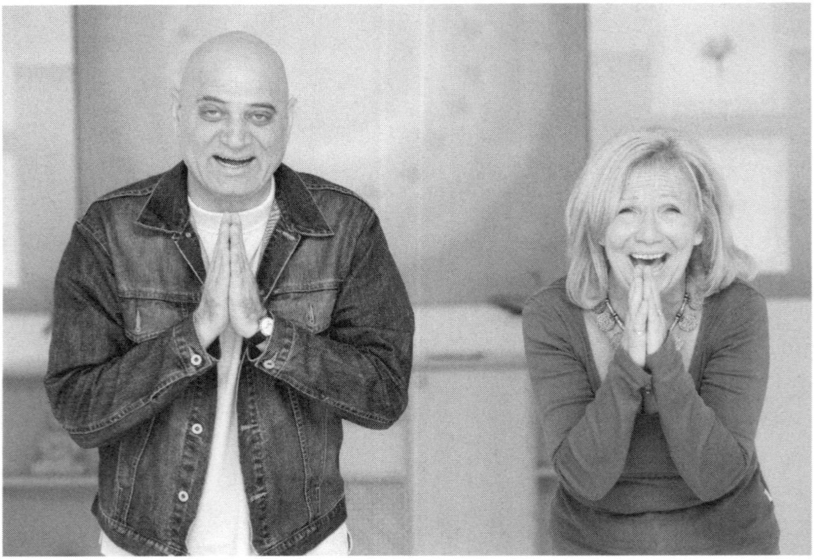

Ein Lachen verschenken

Stellen Sie sich im Kreis auf und reichen Sie einander die Hände. Einer beginnt zu lachen, er drückt dann seinem rechten Nachbarn die Hand und gibt somit sein Lachen weiter. Der rechte Nachbar lacht nun lauthals, drückt dann wieder seinem Nachbarn die Hand und reicht somit das Lachen weiter. Das Lachen wird auf diese Weise durch den ganzen Kreis weitergegeben, und zum Abschluss werfen alle miteinander die Hände in die Höhe und lachen!

Doppeltes Begrüßungslachen

Sie schütteln einander zur Begrüßung beide Hände und lachen miteinander!

Variante dazu: Begrüßen Sie sich lachend und wechseln Händeschütteln und Verbeugen ab.

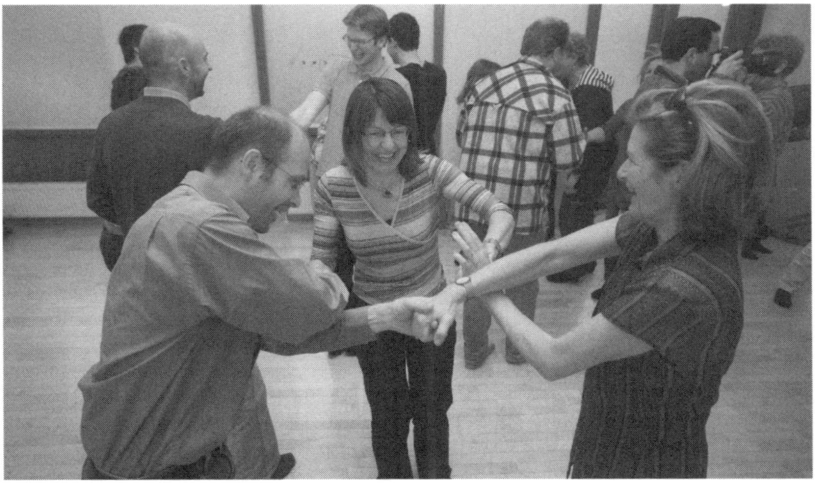

Fußball-Lachen

Bilden Sie einen Kreis. Nun haben Sie einen imaginären Fußball vor sich. Mit einem »hahahahaha« tun Sie so als ob (fake it until you make it – tue so als ob, bis es gelingt) und spielen Sie den Ball jemand anderem zu. So wird der Ball jeweils mit einem »hahahaha« weitergegeben.

Diese Übung können Sie auch auf **Volleyballlachen** umwandeln.

Handylachen
Gehen Sie spazieren, tun Sie so, als ob Sie ein Handy am Ohr hätten, ein sehr lustiges Gespräch führten und darüber lauthals lachen würden. Diese Übung können Sie ohne weiteres in der Öffentlichkeit mit einem echten Handy praktizieren, denn es weiß ja keiner, dass niemand dran ist!

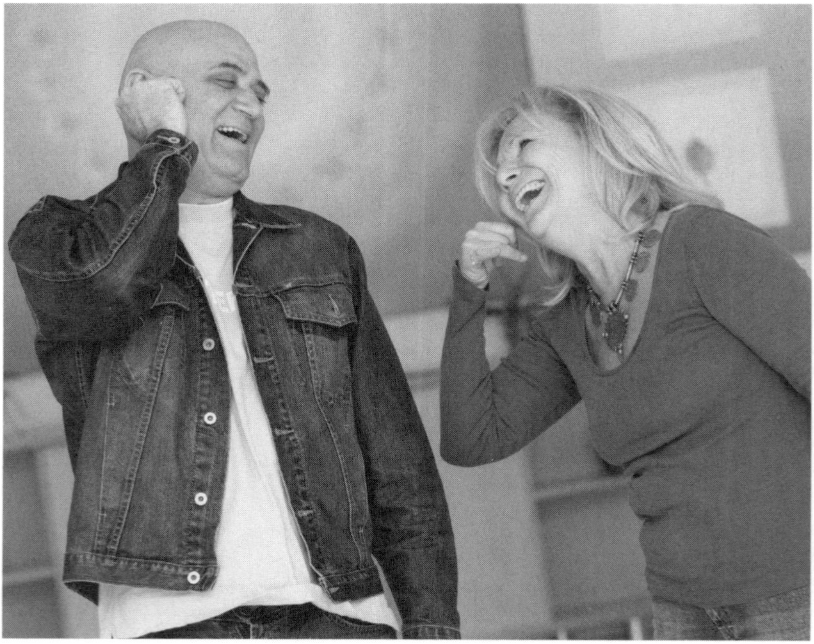

Bankauszug-Lachen
Halten Sie sich die Hand vor Ihre Augen, tun Sie, als ob Sie Ihren Bankauszug sehen, und lachen Sie herzhaft darüber!

Spaßvogellachen
Stellen Sie sich vor, Sie sind ein Spaßvogel! Legen Sie die Handflächen auf Ihre Schulterblätter wie kleine Flügel und rotieren Sie mit den Schultern abwechselnd nach vorne und nach hinten. Lockern Sie dabei lachend den oberen Schultergürtel.

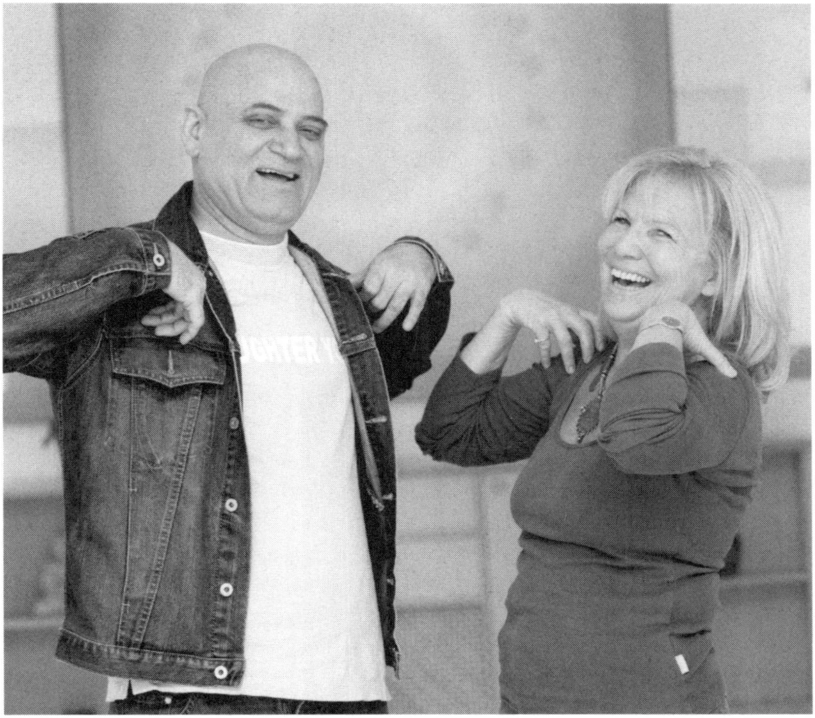

Kreatives Lachen
Stellen Sie sich im Kreis auf. Einer beginnt mit einem hörbaren Lachen und gibt pantomimisch sein Lachen jemand anderem weiter. Beim Nächsten verändert sich dieses Lachen völlig und wird wieder auf eine ganz andere, spielerische Art weitergereicht. Je mehr Sie Ihrer Fantasie dabei freien Lauf lassen, desto lustiger.

Milkshakelachen oder **Mango-Lassi-Lachen**

Tun Sie, als ob Sie links und rechts einen Becher in der Hand halten.

Im rechten Becher haben Sie einen Erdbeer- oder Bananen-Milkshake. Diesen leeren Sie mit dem Ton »iiiiiiiiiiiiiiiiiiiii!« in den anderen Becher und wieder mit »iiiiiiiiiiiiiii!« zurück, dann lehnen Sie den Kopf nach hinten und trinken diese Köstlichkeit lachend aus.

Diese Übung ist zu zweit auch sehr lustig. Hängen Sie sich mit dem Arm bei jemanden ein, leeren Sie den Milkshake in den Becher des anderen und trinken Sie diesen genussvoll und lachend Arm in Arm aus. Achtung, dass Sie nichts vom köstlichen Milkshake verschütten! ☺

Falls Sie keinen Milkshake mögen, fangen Sie noch einmal von vorne an. Becher links und rechts halten, Milkshake hin und her leeren, und JETZT schütten Sie ihn mit einem Lachen einfach nach hinten, anstatt ihn zu trinken!

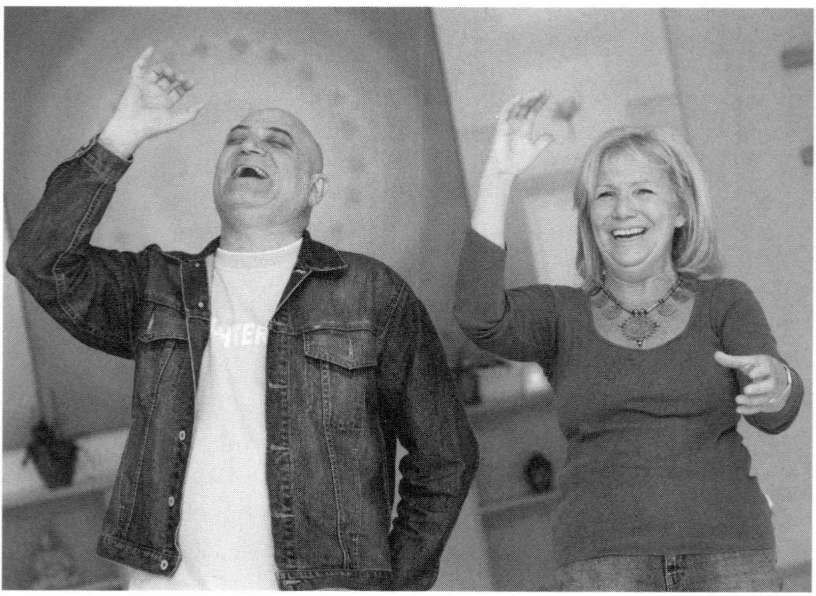

Lachen mit zugehaltenen Ohren – das eigene Lachen hören
Halten Sie sich die Ohren mit Ihren Lachfingern zu, lachen Sie dabei und freuen Sie sich, dass Sie lachen können!

Lachsack-Lachen
Tun Sie, als ob Sie einen kleinen Papiersack in der Hand halten würden. Blasen Sie in den Sack hinein. Schließen Sie diesen luftdicht ab, lassen Sie den Sack auf den Boden fallen, treten Sie darauf, lassen Sie es knallen – und lachen Sie!

Löwenlachen
Sie geben Ihre Handflächen wie Löwentatzen weit offen jeweils ans linke und rechte Ohr. Jetzt strecken Sie die Zunge heraus und brüllen vor Lachen mit heraushängender Zunge munter die anderen Löwen an. Das reinigt die oberen Atemwege, und die Gesichtsmuskulatur wird dabei gelockert. Diese Übung ist besonders gut für eitle Menschen geeignet! ☺

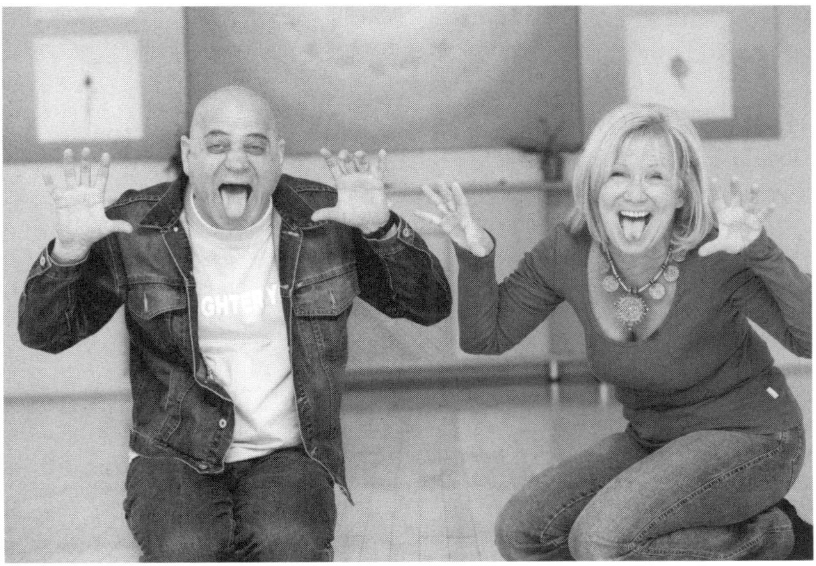

Gorillalachen
Tun Sie, als wären Sie King Kong, und klopfen Sie sich lachend leicht mit beiden Fäusten unterhalb des Schlüsselbeins auf die Thymusdrüse, die Sie dadurch aktivieren.

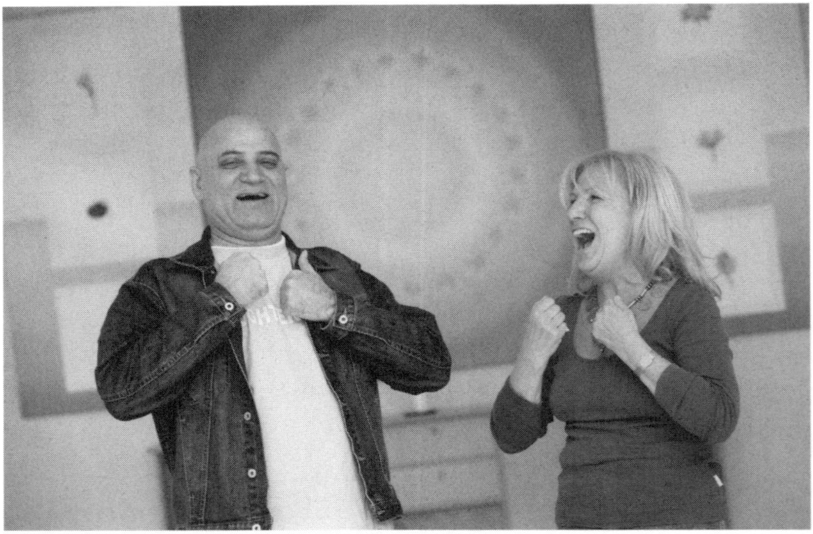

»Lachwurzen«-Lachen
Verwandeln Sie sich in eine »Lachwurzen«, indem Sie wie ein Kind durch den Raum hüpfen und dabei herzlich lachen!

Das Leben in die Hand nehmen und lachen
Nehmen Sie Ihr Leben in die Hand, indem Sie die linke Hand mit der rechten Hand halten, und lachen Sie!

Chili Lachen
Stellen Sie sich vor, Sie haben gerade eine sehr scharfe Pfefferoni gegessen, und zeigen Sie pantomimisch, wie es Ihnen dabei geht. Lachen Sie darüber!

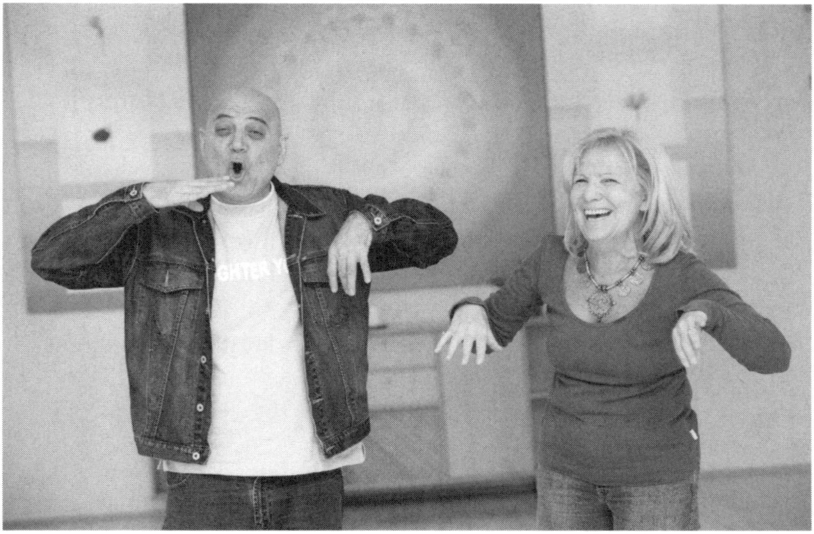

Lachzellen-Lachen
Füllen Sie jede Zelle Ihres Körpers mit Lachen. Zeigen Sie zuerst mit Ihrem Lachfinger auf Ihre Zehen und lachen Sie diesen zu, gehen Sie mit dem Lachfinger durch den ganzen Körper, bis Sie aus einem einzigen Lachen bestehen.

Lachspritze
Nehmen Sie Ihren Lachfinger (Zeigefinger), laufen Sie lachend damit durch den Raum und tun Sie, als ob Sie den Mitlachenden eine Lachspritze verpassen würden.

Flirtlachen
Zwinkern Sie mit einem Auge, auf einem Bein hüpfend, jemandem lachend zu. Lachen Sie sich jemanden an!

Gehen Sie mit einer Humorbrille durchs Leben
Bilden Sie aus Daumen und Lachfinger einen Kreis, halten Sie diese vor Ihre Augen, lachen Sie dabei und betrachten Sie das Leben und die anderen Mitlachenden nun durch Ihre Humorbrille.

Perspektivenwechsel-Lachen
Betrachten Sie einmal Ihre Mitmenschen aus einer ganz anderen Perspektive. Stellen Sie sich mit einer zweiten Person Rücken an Rücken, die Füße hüftbreit auseinander, und bücken Sie sich nach vorne. Sehen Sie durch Ihre Beine Ihr Gegenüber an, reichen Sie einander die Hände, schütteln Sie die Hände und lachen Sie sich Hals über Kopf an!
Falls Sie Rückenprobleme haben, lassen Sie diese Übung lieber aus.

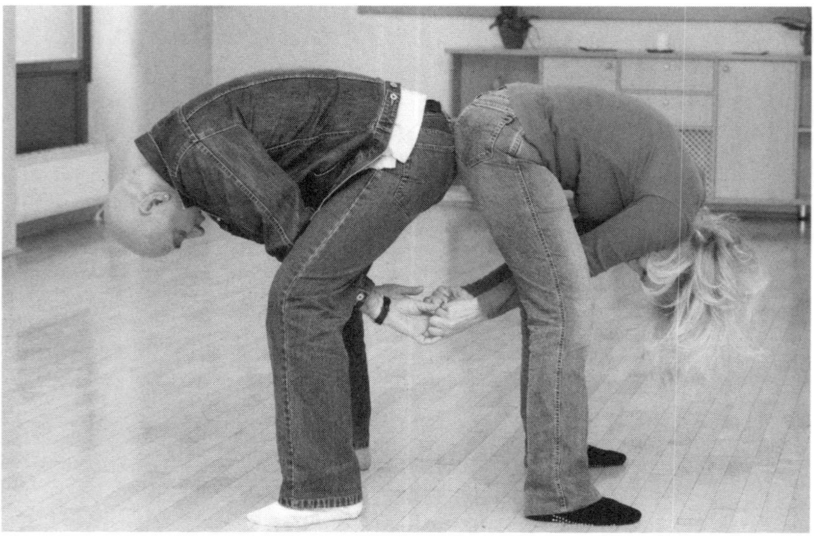

Kichererbsen-Lachen
Kichern Sie einfach drauflos – so wie Sie es vielleicht in Ihrer Kindheit als kleines Mädchen oder Junge mit Vergnügen getan haben.

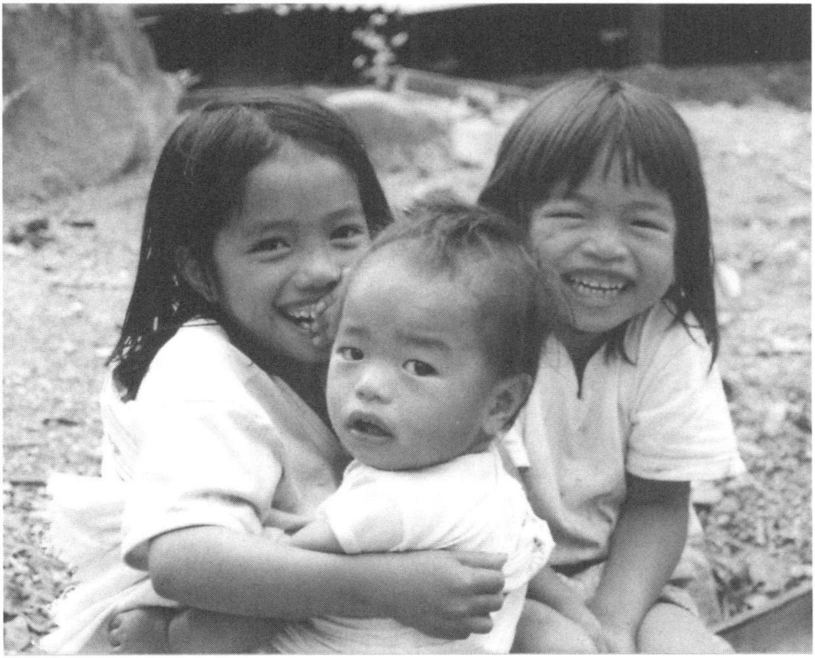

Aus dem Bauch heraus lachen
Legen Sie Ihre Hände auf Ihren Bauch, beugen Sie sich mit einem »hahaha hohoho« vor und lachen Sie aus vollem Herzen aus dem Bauch heraus. Es empfiehlt sich, diese Übung mit möglichst leerem Magen zu machen. Gehen Sie mit einem Lachen im Bauch durchs Leben!

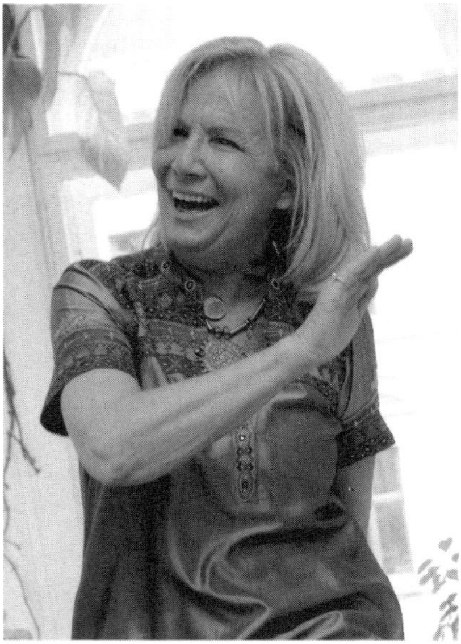

Bayrisches Lachen
Klopfen Sie sich vor Lachen abwechselnd auf den rechten und auf den linken Schenkel!

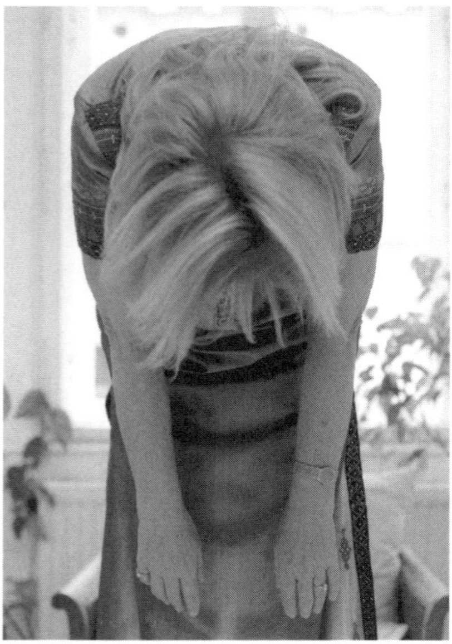

Vorbeugendes, präventives Lachen
Rollen Sie den Kopf und die Schultern Richtung Boden, langsam Wirbel für Wirbel nach vorne beugen, nur so weit, wie es Ihnen angenehm ist, und lachen Sie dabei! Und jetzt rollen Sie wieder Wirbel für Wirbel lachend hoch.

Lachfinger

Jeder hat einen Lachfinger. Das ist der Finger, den wir normalerweise Zeige- oder Drohfinger nennen. Anstatt zu drohen und zu streiten, können Sie Ihren Lachfinger nehmen und einfach, worüber auch immer, miteinander lachen. Gehen Sie mit erhobenem Lachfinger auf jemanden zu und lachen Sie!

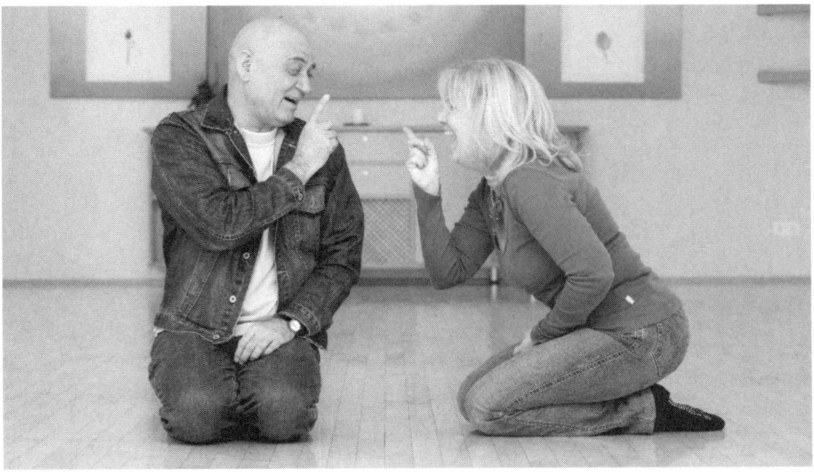

Über sich selbst lachen

Stellen Sie sich vor, Sie sehen sich in einen Handspiegel. Zeigen Sie mit Ihrem Lachfinger auf sich selbst und lachen Sie!

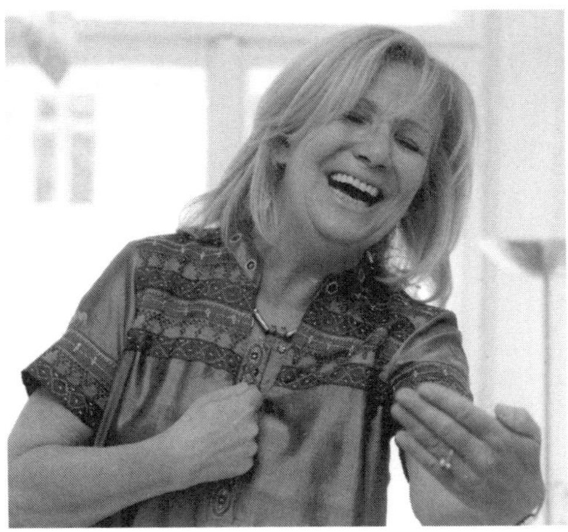

Anerkennendes Lachen
Klopfen Sie sich selbst auf die Schulter dafür, dass Sie den Mut haben, sich auf diese Übungen einzulassen, und lachen Sie dabei! Lach-Variante: Strecken Sie Ihren Daumen oder auch beide Daumen in die Höhe und zeigen Sie Ihren Mitmenschen lachend Anerkennung.

Lachkur
Deuten Sie auf einen Körperteil, der vielleicht jetzt oder gelegentlich wehtut, und senden Sie dieser Körperstelle ein Lachen!

Nordic-Walking-Lachen
Bewegen Sie sich, als ob Sie beim Nordic Walking wären, und lachen Sie! Diese Übung garantiert, dass Gehen in Zukunft noch mehr Spaß macht, denn Sie werden sicherlich beim nächsten Training an die Übung denken.

Rasenmäher-Lachen
Vorerst geben Sie vor, einen Benzinrasenmäher zu starten. Ziehen Sie mehrmals am »Starterkabel« mit einem »iiiiiiiiiii!«, bis der Rasenmäher anspringt, und lachen Sie! Nun tun Sie, als ob Sie lachend Rasen mähen. Beim nächsten Rasenmähen werden Sie sich daran erinnern, und schon finden Sie diese Tätigkeit lustig.

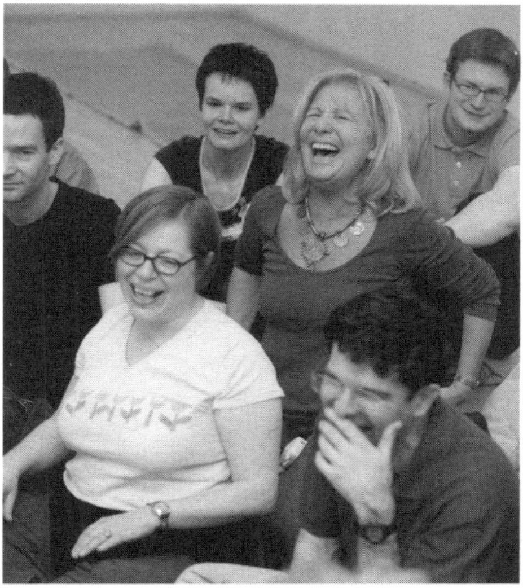

Grundlos lachen
Wir lachen einfach so –
völlig ohne Grund!

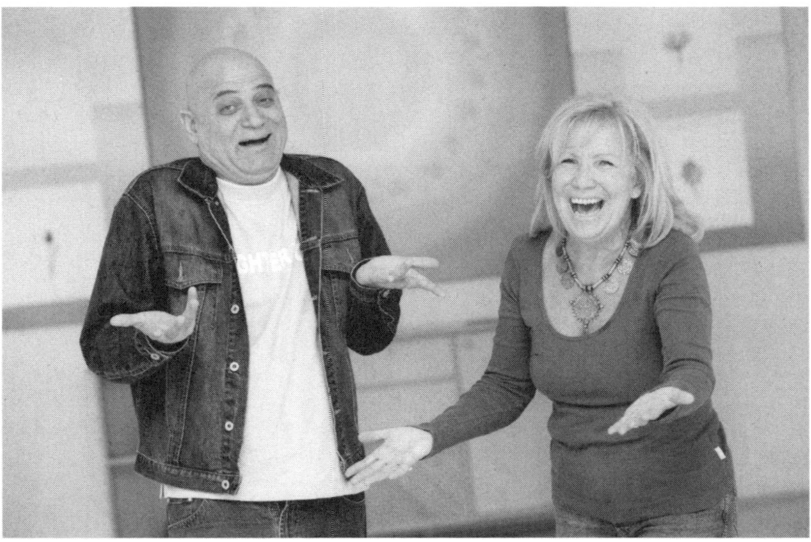

Lachmeditation

Sie sitzen im Kreis am Boden und nehmen Blickkontakt auf. Atmen Sie zuerst tief ein und aus und beginnen Sie langsam, einfach zu lachen. Sie werden sehen, wie ansteckend dieses Lachen ist, das schließlich ganz aus der Tiefe fließen wird. Diese Übung sollte in einem geschlossenen Raum stattfinden. Im Freien lenkt die Natur sehr ab.

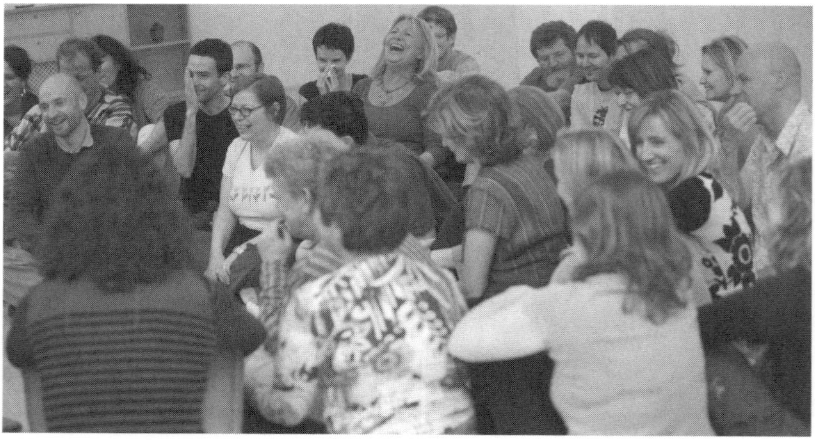

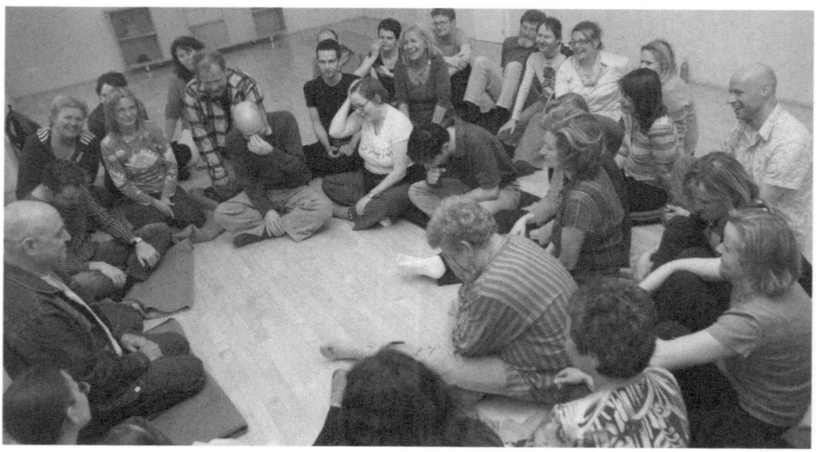

Mit Lachen den Rücken stärken

Hängen Sie sich mit den Armen Rücken an Rücken am Boden sitzend bei jemandem ein, stärken Sie sich dabei gegenseitig den Rücken und lachen Sie miteinander, was das Zeug hält!

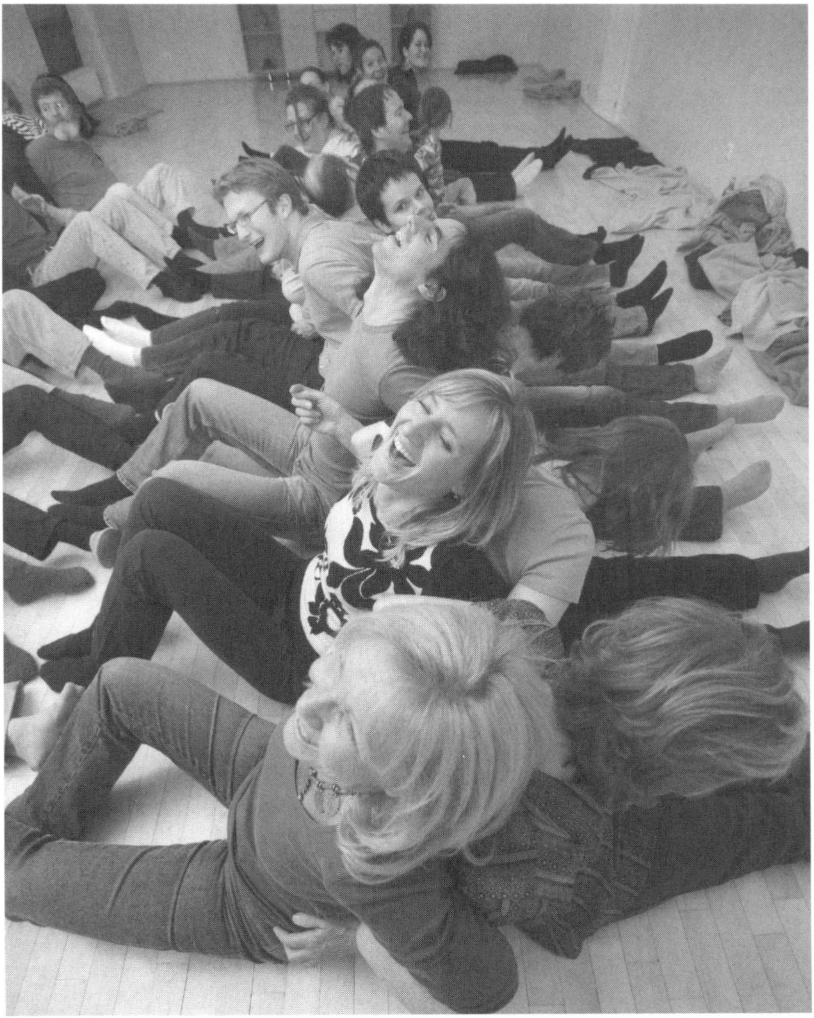

Wir-sitzen-alle-im-gleichen-Boot-Lachen
Diese Übung gelingt am besten mit einer großen Gruppe. Sie legen sich hintereinander auf den Boden – siehe Foto. Jetzt wird mit einem gemeinsamen »hoho hoho« so getan, als ob Sie im Ruderboot sitzen und rudern. Dann werden die Ruder mit einem »hahahaha« losgelassen, alle lassen alles los und lassen sich lachend nach hinten fallen.

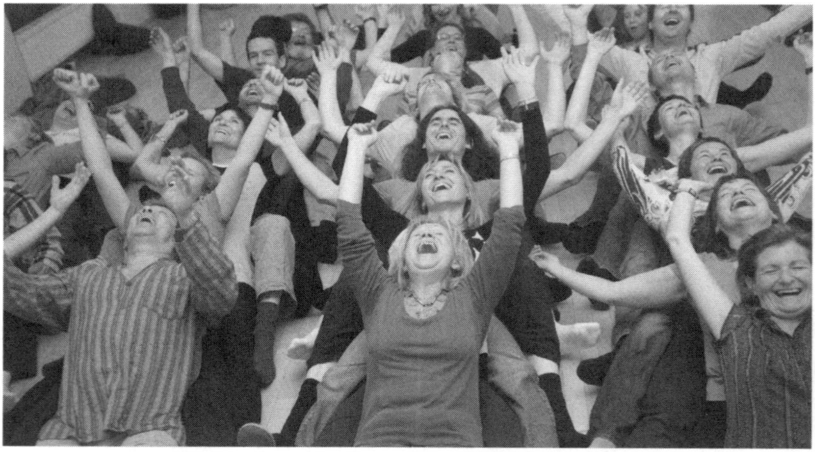

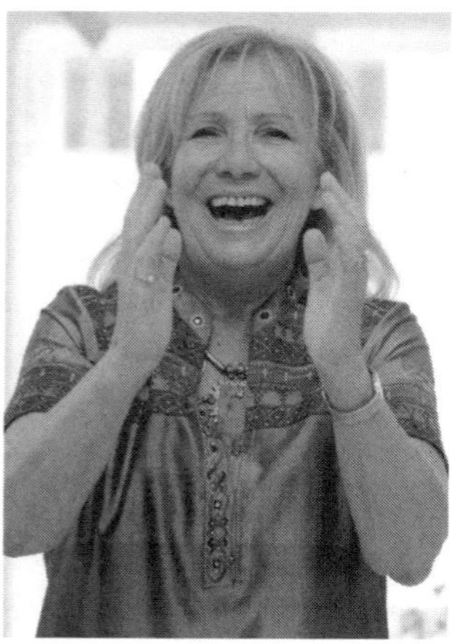

Ein Gummiband auflachen
Nun haben Sie ein imaginäres Gummiband zwischen Ihren Händen und beginnen es »aufzulachen«. Sie lachen zuerst leise. Ganz langsam wird das Lachen lauter, und Ihre Arme öffnen sich dabei immer weiter. Sie lachen und dehnen sich so lange, bis Ihre Arme weit auseinandergestreckt sind und das Gummiband und Sie vor Lachen platzen!

Einen Lachpfeil ins Universum senden

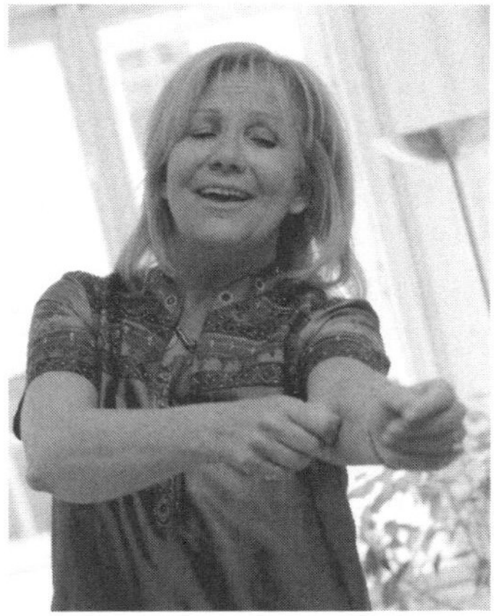

Stellen Sie sich vor, Sie sind ein Bogenschütze und senden nun einen Lachpfeil ins Universum. Setzen Sie wie beim Bogenschießen an – spannen Sie den Bogen mit einem lautstarken »iiiiiiiii!« an, senden Sie ihn los und lachen (lassen) Sie los!

Ein Lachen in den Himmel werfen

Sie bilden einen Kreis, reichen einander die Hände und laufen gemeinsam mit einem »iiiiiiiiiiiiiiiii!« in die Mitte, werfen dabei die Hände hinauf und lachen.

Alle Töne mit »iiiiii!« ziehen die Mundwinkel in die Höhe und geben dabei bereits eine fröhliche Botschaft an unser Gehirn!

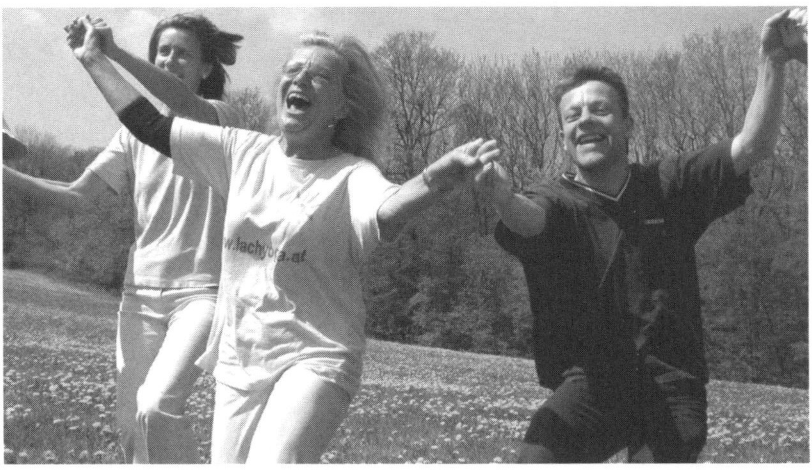

Lachen am Himmel auf der Himmelwiese in Wien am Weltlachtag 2006

Buddha-Lachen

Sie bilden zwei Reihen und setzen sich am Boden wie ein lachender Buddha, nehmen Augenkontakt mit Ihrem Vis-à-vis auf und beginnen miteinander zu lachen. Halten Sie nach Möglichkeit während dieser Übung den Augenkontakt. Zum Abschluss lassen Sie sich einfach nach hinten kippen und lachen am Boden liegend weiter! Hohohahahahhahahahahahahahhahahahhihihihihihihi!

Reflexlachen

Legen Sie sich auf den Rücken auf den Boden, mit den Köpfen in der Mitte, Schulter an Schulter, sodass es wie ein Stern von oben aussieht. Geben Sie als »Lach-Animator« zum Beispiel einen Laut wie »ha« vor, und die Person neben Ihnen gibt ein »haha« weiter und so weiter. Im Nu wird ein Gelächter losgehen. Lassen Sie los und lachen Sie herzhaft! Lachen Sie einfach um des Lachens willen. Wenn Sie nicht lachen können, tun Sie so als ob oder brabbeln Sie »hohohihihahaha«. Es wird sich bald in ein spontanes Lachen verwandeln! ☺ Sie werden sich buchstäblich miteinander vor Lachen zerkugeln!

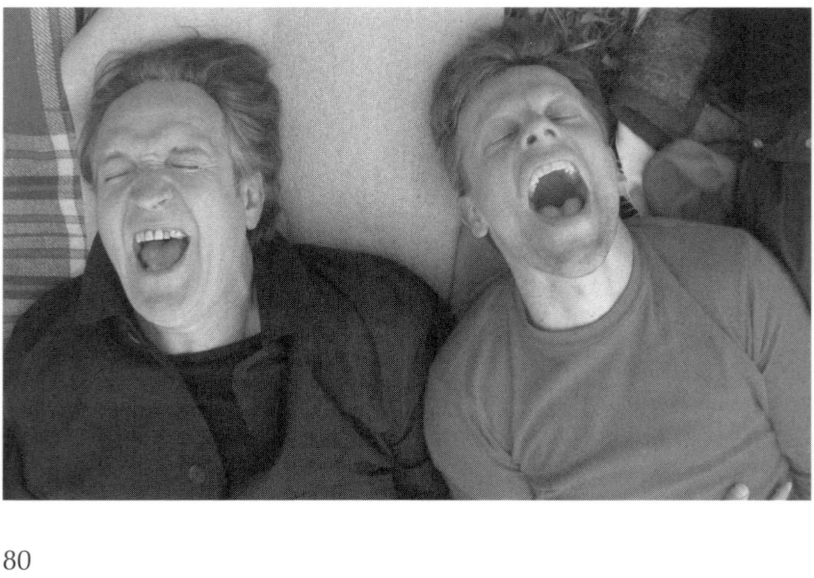

Die Übung gelingt, wenn Sie nicht sprechen – nur lachen! Hier geht es um die innere Quelle des Lachens, die zu sprudeln anfängt, wenn Sie die anderen lachen hören. Vielleicht fallen Ihnen auch dabei Absurditäten ein, die sich in Ihrem Leben gerade abspielen.

Sobald das Gruppenlachen abebbt, atmen Sie tief ein und aus und verweilen Sie ein wenig in der Stille. Legen Sie dabei Ihre Hände auf den Bauch, spüren Sie beim Einatmen, wie sich die Bauchdecke hebt, und beim Ausatmen wie sie sinkt. Stellen Sie sich dabei vor, dass Sie an einer duftenden Rose schnuppern, und genießen Sie diesen Duft und das Gefühl der völligen Entspannung und des Losgelöstseins. Im Anschluss reichen Sie einander die mit Lachenergie gefüllten Hände, bedanken sich fürs gemeinsame Lachen und helfen einander aufzustehen.

Mittlerweile gibt es unzählige Lachyoga-Übungen. Der Fantasie sind hier auch keine Grenzen gesetzt, und Lachen beflügelt die Kreativität!

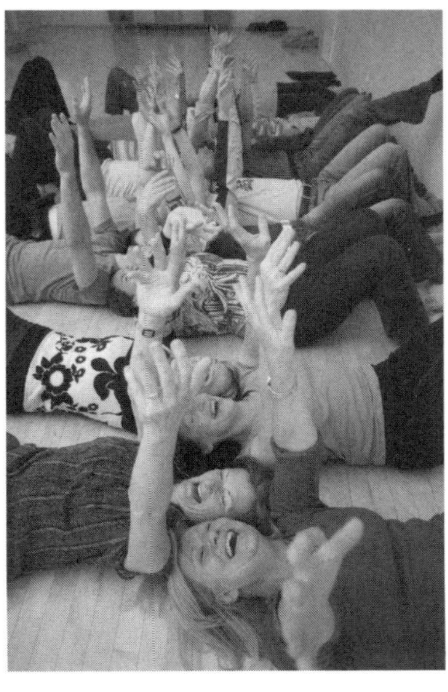

Abgesehen davon, dass die Übungen lustig sind, Frohsinn erzeugen und zum spontanen Lachen anregen, sind sie auch relativ anstrengend und schweißtreibend. Die Hauttemperatur erhöht sich ebenfalls dabei. Diese »Lach-Aerobics« sollen daher maximal 20 Minuten am Stück praktiziert werden. Trinken Sie beim Training immer reichlich Wasser!

Bevor Sie mit den Lachyoga-Übungen beginnen, kann es hilfreich sein, sich bewusst zu machen, was Sie am Lachen hindert oder hindern könnte (ausgenommen schwere Erkrankungen und den Verlust eines Menschen). Am besten, Sie schreiben es auf einen Zettel. Diese Liste mit Ihren »Verhinderern« entsorgen Sie dann einfach.

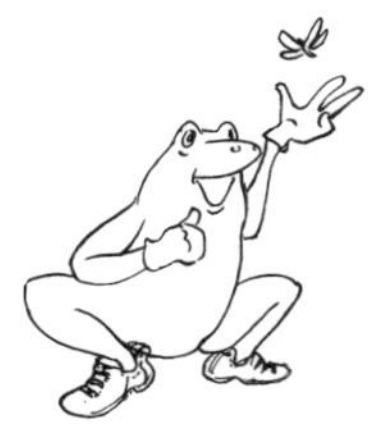

Voraussetzungen zum Gelingen dieser Übungen

»Jeder Mensch braucht ein bisschen Wahnsinn, sonst wagt er nie, seine Fesseln zu durchschneiden und frei zu sein.«
Nikos Kazantzakis in Alexis Sorbas

- ☺ Erlauben Sie sich selbst zu lachen!
- ☺ Der Wille zu lachen.
- ☺ Die Bereitschaft, sich auf Neues einzulassen.
- ☺ Der Mut, über eigene Grenzen zu gehen.
- ☺ Loslassen, das Lachen zulassen und sich darauf einlassen.
- ☺ Bereitwilligkeit, sich dem Lachen völlig hinzugeben.

Durch häufiges Wiederholen von Lachyoga-Übungen werden Sie aufs Lachen konditioniert. Umso schneller werden Ihre Lach-Muskeln in Schwung kommen. Schon ein kleines Zeichen mag dann ausreichen, um Fröhlichkeit und Lachen hervorzurufen.

Bei regelmäßigem Lachyoga-Training werden die »Freudezentren« des Gehirns trainiert.

Je mehr Sie üben, desto leichter kommen Sie in einen Zustand der heiteren Gelassenheit.

Wichtige Hinweise
Lachyoga ist kein Ersatz für Psychotherapie oder ärztliche Behandlung. Es ist eine präventive Maßnahme und kann eine unterstützende Begleitmaßnahme sein. Wenn Sie sich in medizinischer Behandlung befinden oder eine Psychotherapie machen, halten Sie, bevor Sie diese Übungen praktizieren, mit Ihrem Arzt beziehungsweise Therapeuten Rücksprache.

Bei Risikoschwangerschaft sowie kurz nach einer Operation, bei unbehandeltem hohen Blutdruck, Schnupfen, Husten, Heiserkeit beziehungsweise Viruserkrankungen, Angina pectoris, Glaukom, Bruch- und Vorfallerkrankungen des Unterleibs, akutem Bandscheibenvorfall und Epilepsie ist von Lachyoga-Übungen abzuraten.

In diesem Fall können Sie Ihre Selbstheilungskräfte auch anregen, indem Sie sich selbst ein liebevolles Lächeln schenken und die Bewegungen, die Ihnen am meisten Vergnügen bereiten, einfach Ihrer Verfassung entsprechend visualisieren. Auch wenn Sie die Übungen nur in Ihrer Vorstellung ausführen, können diese wirksam sein. Lebensfreude und Fröhlichkeit werden dabei geweckt.

Mittlerweile gibt es Lachverbände, Lachvereine, Lachschulen, Lachinstitute, die alle ein gemeinsames Ziel haben, nämlich mehr Bewusstsein für die positiven Auswirkungen des Lachens zu schaffen. Wie in den meisten Trainingsbereichen wird dies auf unterschiedliche Weise praktiziert und ist auch von der Person, die es transportiert, abhängig. Dies gilt ebenfalls für Lachyoga. Auch hier gibt es unterdessen mannigfaltige Sichtweisen, Interpretationen und Angebote. Meine Ausführungen erheben keinen Anspruch auf »Richtigkeit« oder Vollkommenheit. Sie sind lediglich meine Erfahrungswerte, Erkenntnisse und Sichtweisen zu diesem Thema.

Für diejenigen, die keinen Lachclub in ihrer Nähe haben, könnte der neueste Lachyoga-Trend einen Lach-Versuch wert sein. Es nennt sich **Konferenz-Lachen**, auf Englisch **»laughter-line oder bridge-line«**. Dabei schließen sich mehrere lachwillige Personen zusammen, vereinbaren eine Zeit und lachen gemeinsam, am besten morgens, per Telefon. Auch damit können Sie lachend den Tag beginnen und sind mit positiver Energie geladen!

Hier noch ein Hinweis, wie man einen ruhenden »Lach-Guru« wieder zum Leben erweckt:

Man zeigt ihm zuerst eine hörbar lachende Stoffente …

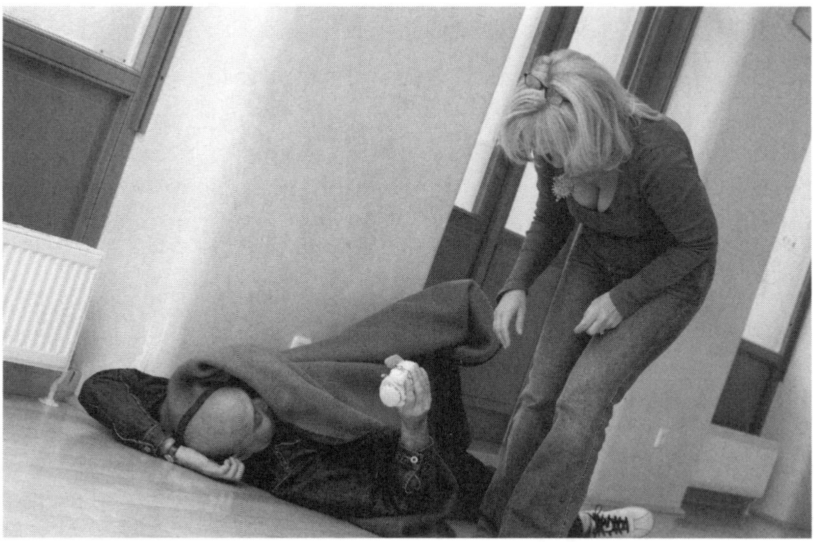

… und schon lächelt er! ☺

Nun machen wir gemeinsam das **Aloha-Lachen** – mit Lachen erwachen!

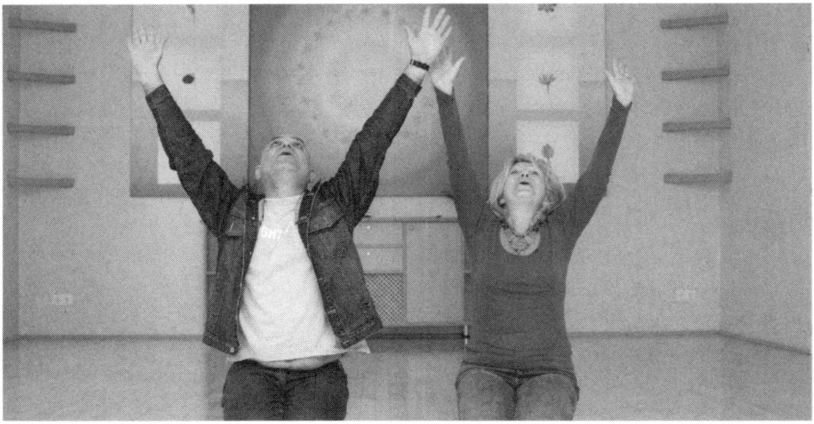

Diese Übung können auch Sie gleich in der Früh im Bett praktizieren. Tief einatmen, Hände über den Kopf heben, Schulter und Nacken dabei dehnen, kurz die Luft anhalten, die Arme gestreckt wieder bis zum Boden oder Bett senken und mit einem »Alohaaaaa-hahahahahaha!« ausatmen!

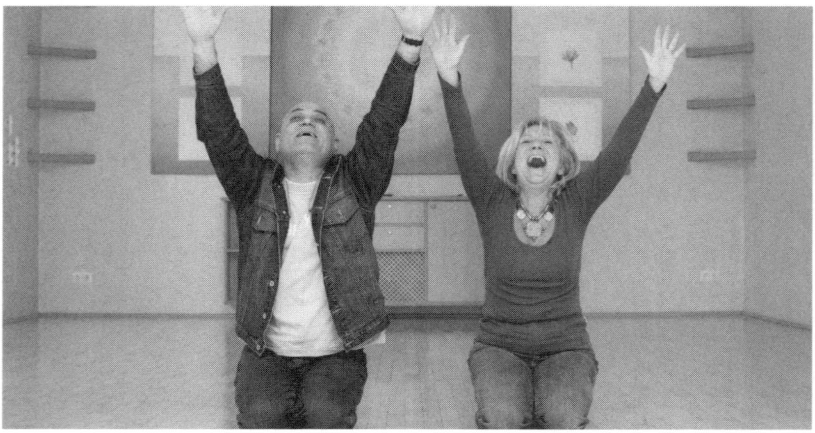

Damit ist auch ein »Lach-Guru« wieder frisch und munter!

Lachyoga als Methode zur Gesundheitsförderung

Mit besonderer Freude und Dank präsentiere ich Ihnen an dieser Stelle einen Auszug einer Fachbereichsarbeit zur Erlangung des Diploms für den gehobenen Dienst für Gesundheits- und Krankenpflege an der Schule für psychiatrische Gesundheits- und Krankenpflege des Landes Steiermark an der Landesnervenklinik Sigmund Freud, Graz.

Diese Arbeit wurde mir von Karoline Slabernig, einer Teilnehmerin meiner Seminare, im Jahr 2005 zur Verfügung gestellt:

Wir Schüler haben nichts zu lachen, oder doch?

Meine Ausbildung lehrte viel über Gesundheit und Krankheit, theoretisch sowie praktisch. Während der Praktika hatte ich häufig die Aufgabe, Menschen über gewisse Verhaltensweisen und deren Folgen aufzuklären. Demnach gab es viele verschiedene Gespräche über Früherkennung von Symptomen beziehungsweise Krankheitsbildern, Aufklärungsgespräche, vorbeugende Maßnahmen und vieles mehr.

Irgendwie hatte ich immer das Gefühl, mir fehlt etwas, wodurch auch ich mich mit dem Begriff Gesundheit identifizieren kann, zumindest in der Zeit der theoretischen Schulblöcke. Meine Vorliebe fand ich für unterschiedliche Entspannungs-, Aktivierungs- oder Selbsterfahrungsübungen. Dadurch kam mir die Idee, auf der

Schiene der Selbsterfahrung etwas für meine Fachbereichsarbeit ermitteln zu wollen.

Der nächste Schritt zu meiner Idee war, dass mir die alte Weisheit »Lachen ist gesund« schon immer gut gefallen hat sowie der Gedanke, dass mir Lachen unheimlich viel bedeutet. Doch war es für mich so, dass ich auf wirklich herzhaftes Lachen während der Ausbildung eigentlich beinahe »vergessen hatte«. Es gab viele Prüfungen, zwischendurch dann einzelne Praktika. Wo bleibt hier also Zeit zum Lachen?

In der Schule jagte eine Prüfung die nächste, im Praktikum ist man vier oder fünf Wochen auf einer Station, und dann kommt man wieder woandershin – sei es in die Schule oder auf die nächste Station.

Außerdem ist Lachen in der heutigen Gesellschaft irgendwie zum Tabu geworden. Was macht es also für ein Bild, wenn man nach zwei Tagen auf der Station schon lacht? Man kennt doch noch nicht mal den Tagesablauf oder alle Kollegen, also kann man auch nicht lachen, oder doch?

Klar, eine Ausbildung, egal welche, ist nun mal mit sehr viel Ernst verbunden, doch auf das Lachen sollte man trotzdem nicht vergessen oder verzichten. Deshalb wollte ich es mir nicht nehmen lassen, etwas in diese Richtung zu unternehmen. Für mich stellte sich nun die Frage: »Wie kann ich dies alles miteinander verbinden?«

Durch Zufall bin ich dann auf das Wort »Lachyoga« gestoßen. Dieses Wort hatte ich noch nie zuvor gehört, deshalb weckte es Neugierde in mir. Ich begann zu ermitteln und stellte fest, dass dieses Thema sehr spannend ist, und ich konnte daran Gefallen finden. Es war so, als hätte ich genau nach dieser Technik gesucht, denn mit dieser Technik war es möglich, Lachen und Gesundheitsförderung unter einen Hut zu bringen.

Daraus entstand dann mein schlussendliches Projekt: ***»Wir Schüler haben nichts zu lachen, oder doch?«*** *mit dem Untertitel »Lachen ohne Grund als Gesundheitsförderung in der Schule«, das ich in der Schule regelmäßig durchführte.*

Vorgehensweise des Projekts »Gesundheitsförderung mittels Lachen ohne Grund in der Schule«

Um einen geordneten Ablauf eines Projekts zu ermöglichen, beschloss ich, mich etwas in die Gesundheitsforschung einzulesen. Um eine Vorstellung der praktischen Übungen zu erhalten und um diese üben zu können, besuchte ich ein Lachseminar in Wien, das von Ellen Müller gehalten wurde. Daraus ergaben sich für mich bestimmte Richtlinien, die ich beim Aufbau und bei der Durchführung meines Projekts beachten musste.

Ich gestaltete Einladungen zu morgendlichen Lachübungen und teilte diese in der gesamten Schule aus. Die Teilnahme am Projekt war begrenzt auf maximal 20 Personen, der Ansturm war sehr groß und verbindlich.

Also trafen wir uns morgens in der Bibliothek unserer Schule, um dort gemeinsam zu lachen. Eine Einheit dauerte zirka 20 Minuten und beinhaltete gemeinsame Lach-, Atem- und Bewegungsübungen. Alle Übungen basierten auf den Prinzipien des Lachyogas.

Nach diesen 20 Minuten konnten die Teilnehmer munter und frisch in den Tag starten. Nach sechs solchen Lachsitzungen teilte ich Fragebögen aus, um die Auswirkungen dieses regelmäßigen Lachens zu erheben.

Interpretation der Forschungsfragen des Fragebogens

1. *Welche Auswirkungen konnten durch regelmäßiges Lachen erzielt werden?*

Das Ergebnis des Fragebogens sagt aus, dass nur positive Auswirkungen durch Lachen erzielt wurden. Dies zeigt sich in entspannter Muskulatur, allgemeinem Wohlbefinden, besserer Laune, gesteigerter Aktivität, Leistungssteigerung, Fröhlichkeit, Motivation und Ausgeglichenheit. Des Weiteren konnten andere Men-

schen mit einem Lachen angesteckt werden, und die Betroffenen hatten den ganzen Tag ein Lachen auf den Lippen. Durch die Übungen konnte auch erreicht werden, dass der Tag schneller als sonst verging und dass der Alltag nicht so ernst genommen wurde.

2. Tragen diese Übungen zur Gesundheitsförderung bei?

Aus dem Ergebnis des Fragebogens lässt sich schließen, dass diese Übungen gesundheitsfördernd sind, denn es konnte dadurch der Kreislauf in Schwung gebracht werden, die Atmung konnte besser wahrgenommen werden, und das Wohlbefinden konnte gesteigert werden. Für die Betroffenen heißt lachen, sich wohl zu fühlen, und sie gaben an, einen positiven Beitrag zu ihrer Gesundheit geleistet zu haben beziehungsweise diese gefördert zu haben.

3. Welche Rolle spielt die Gruppe?

Dazu ist zu sagen, dass die Gruppe für diese Übungen eine enorme Rolle spielt, denn es kann sich niemand vorstellen, diese Übungen alleine durchzuführen. Wenn man die Übungen alleine durchführen würde, könnte man außerdem von der ansteckenden Wirkung des Lachens nicht Gebrauch machen und diese auch nicht spüren.

Somit ist bestätigt, dass Lachen die Gesundheit fördert sowie dass man durch Lachen einen positiven Beitrag zur Gesundheit leisten kann. Die positiven Auswirkungen des Lachens sind sehr vielfältig und sprechen für sich. Durch diese Übungen konnten auch eine Zusammengehörigkeit in einer Gruppe erzielt und die Gemeinschaft gefördert werden.

Tipps und Übungen zum Lachen

»Man sollte dann und wann lachen können und ein bisschen Spaß machen oder sogar viel.«

Vincent van Gogh

Anregungen, wie Sie mehr Lachen in Ihr Leben integrieren können:

- ☺ Lachen Sie über sich selbst!
- ☺ Lachen Sie über die Absurditäten, die sich in Ihrem Leben gerade abspielen!
- ☺ Lächeln Sie beim Aufwachen!
- ☺ Genießen Sie und seien Sie einfach glücklich – auch ohne Grund!
- ☺ Lesen Sie lustige Bücher!
- ☺ Sehen Sie sich lustige Filme oder Theaterstücke an, gehen Sie ins Kabarett!
- ☺ Sammeln Sie Cartoons und Witze!
- ☺ Anerkennen Sie das Gute in Ihrem Leben und bedanken Sie sich dafür!
- ☺ Tun Sie etwas Nettes für jemand anderen!
- ☺ Schreiben Sie eine Liste der Dinge, die Sie gerne tun! Tun Sie mindestens eines dieser Dinge pro Tag!

- ☺ Geben Sie sich die Erlaubnis, zumindest eine Sache pro Tag nicht perfekt zu machen!
- ☺ Entdecken Sie die Freude am Spielen!
- ☺ Beginnen und beenden Sie den Tag mit Lachen!
- ☺ Beobachten Sie, wie oft Sie täglich lachen und wie es sich laufend vermehrt!
- ☺ Tun Sie das Unerwartete, lächeln Sie, lachen Sie einfach so!
- ☺ Schreiben Sie lustige Ereignisse auf und lesen Sie diese gelegentlich durch!
- ☺ Planen Sie schöne Dinge und freuen Sie sich darauf!
- ☺ Halten Sie Ausschau nach lustigen Dingen, die Ihnen im Alltag widerfahren!
- ☺ Sehen Sie in den Spiegel und lachen Sie einfach, und wenn Ihnen nicht danach zumute ist, tun Sie so als ob!
- ☺ Stellen Sie zu Hause und auf Ihrem Arbeitsplatz lustige Gegenstände oder Bilder auf!
- ☺ Umgeben Sie sich mit positiven, heiteren, lachenden Menschen!
- ☺ Bringen Sie andere zum Lachen, indem Sie einen komischen Hut, eine Krawatte oder sonstiges »Erheiterndes« tragen. Erlauben Sie sich, komisch zu sein!
- ☺ Lachen Sie, anstatt sich zu ärgern!
- ☺ Besuchen Sie ein Lachseminar und gründen Sie einen Lachclub! ☺☺

Auf einige der oben genannten Aspekte möchte ich näher eingehen. Die Glücksforschung, die eng mit der Lachforschung verbunden ist, sagt, dass Menschen, die **dankbar** für das Gute sind, das ihnen widerfährt, den höheren Glücksfaktor haben. Dies wie vieles andere auch gilt ebenso fürs Lachen. Wenn Sie glücklich sind, lachen Sie natürlich häufiger.

Dankbarkeit als Quelle der Lebensfreude

Ein Tipp aus der Glücksforschung ist es, ein **Dankbarkeitstagebuch** anzulegen. Ich empfehle, dieses Dankbarkeitstagebuch mit einem **Tagebuch der Heiterkeit** zu ergänzen. Am Ende des Buches finden Sie dazu eine Vorlage. Notieren Sie einerseits, wofür Sie dankbar sind, und wenn Ihnen nichts dazu einfällt, was Ihnen fehlen würde, wenn Sie es nicht hätten.

Andererseits öffnen Sie sich für Ereignisse und Dinge in Ihrem Leben, die Spaß machen. Ändern Sie die Perspektive, gehen Sie mit einer **Humorbrille** durchs Leben. Wie sagte Oscar Wilde? »Das Leben ist viel zu wichtig, um es ernst zu nehmen.«

Lenken Sie Ihre Aufmerksamkeit auf die positiven Aspekte des Lebens und achten Sie auf lustige Begebenheiten, Situationskomik, einfach alles, was Sie zum Lachen bringt, auch Witze. Schreiben Sie alles auf und lesen Sie es in einem Moment durch, wo Ihnen vielleicht nicht so zum Lachen zumute ist. Sie haben bereits gewonnen, wenn Ihnen ein kleines Lächeln ins Gesicht gezaubert wird. ☺

Der international anerkannte Verhaltensmediziner Dr. Jon Kabat-Zinn geht davon aus, dass Denk- und Verhaltensweisen auch unsere Gesundheit beeinflussen können. Das Bewusstsein, dass es im Leben immer wieder Alternativen gibt, und über sich selbst lachen zu können, kennzeichnet eine optimistische Lebenshaltung. Positive Gedanken aktivieren Glücksbotenstoffe, negatives Denken aktiviert Stresshormone. Betreiben Sie **Gedankenhygiene**!

»Da es sehr förderlich für die Gesundheit ist, habe ich beschlossen, glücklich zu sein«, meinte Voltaire.

Im Fachmagazin »Journal of Personality and Social Psychology« wurde von einer Studie an 180 amerikanischen Nonnen berichtet. Die Schwestern, die mit 20 Jahren ihr Leben als sehr glücklich eingestuft hatten, lebten zirka sieben Jahre länger als die eher bedrückten Nonnen. Mit einer positiven Lebenseinstellung schon in jungen Jahren lebt es sich anscheinend länger.

In meinem Freundeskreis haben wir ein sehr schönes, in jedem Sinn reinigendes Ritual in der Fastenzeit eingeführt. Abgesehen davon, dass wir auf Fleisch, Schokolade, Alkohol und Kaffee verzichten, achten wir ganz bewusst darauf, in keiner Weise Negatives, insbesondere über Dritte, zu erzählen. Je mehr wir uns an diese Übung halten, desto öfter gelingt sie. Am besten, es wird zur Gewohnheit!

Auch durch **Bewegung** werden Glücksbotenstoffe aktiviert, wie zum Beispiel beim Laufen (»runners high«).

Haben Sie schon einmal beobachtet, was für einen Gesichtsausdruck Menschen beim Joggen haben? Also, mir begegnen häufig Läufer nicht nur mit heraushängender Zunge, sondern auch mit Mundwinkeln, die fast bis zum Boden reichen!

Wenn Sie beim Laufen oder bei jeder Form von Sport zusätzlich **»Mund-Yoga«** ausüben, wird sich der gewünschte Effekt des Sportbetreibens um ein Vielfaches erhöhen. Mund-Yoga ist meine Bezeichnung für »Mundwinkel in die Höhe ziehen«. Also lächeln Sie auch beim Sport! Es wird Ihnen sowohl mehr Freude bereiten als auch noch wirksamer sein.

Lach-Atmung

Tiefes Atmen und Lachen sind eine Sauerstoffdusche für den ganzen Körper und beruhigen auch die vielen Gedanken, die uns ständig durch den Kopf gehen.

Atmen Sie ein, heben Sie Ihre Arme über Ihren Kopf. Dabei dehnen Sie Schultern und Nacken. Und nun atmen Sie mit einem »hahahahaha« lange aus. Diese Atemübung wirkt sehr erfrischend und wird Ihr Lachen blitzartig aktivieren. ☺

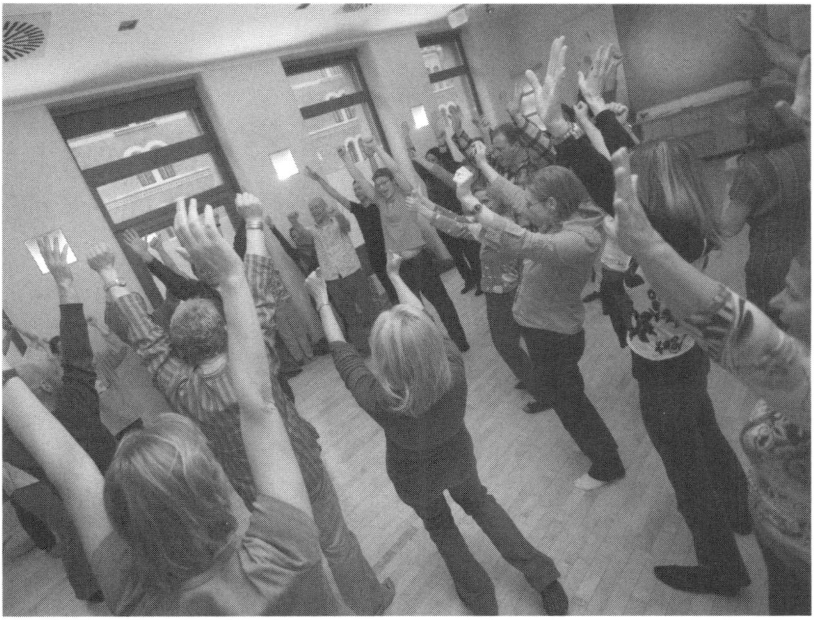

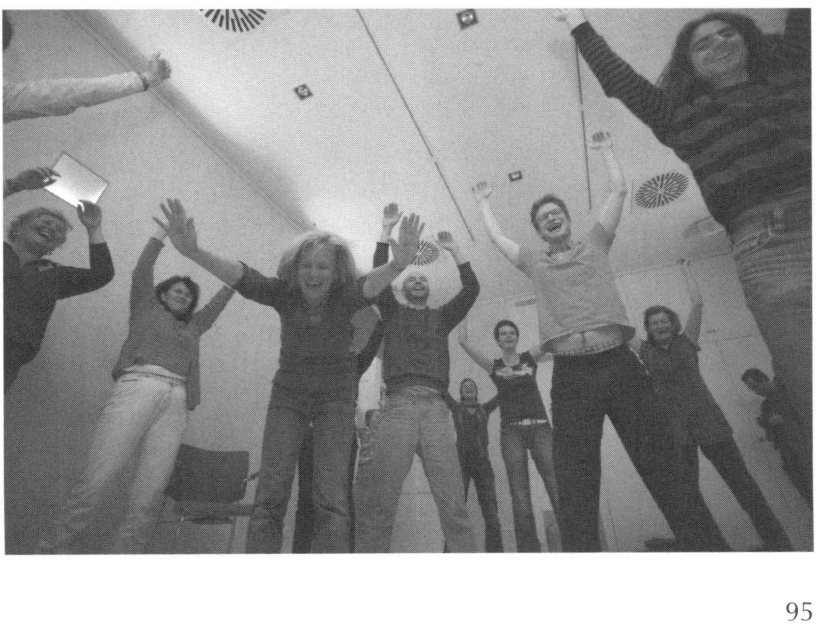

Anspannungen lachend abschütteln
Schütteln ist eine wunderbare Methode, um Anspannungen im wahrsten Sinne des Wortes abzuschütteln.

Stellen Sie sich vor, Sie sind eine Stoffpuppe. Schütteln Sie Ihren Kopf, Ihre Arme, Ihre Beine, Ihre Füße so lange mit einem »hahahahihihehehoho«, bis alle Anspannungen lachend ausgeschüttelt sind und Sie sich vor Lachen ausschütten!

Grinsen Sie einfach eine Minute lang!
Sobald die Mundwinkel hinaufgehen, erhält unser Gehirn bereits eine fröhliche Botschaft und wird dementsprechend reagieren.

Nonsense-Sprache – Kauderwelsch-Meditation
Diese Übung dient dazu, den Lärm des Lebens aus dem Kopf zu bekommen – die vielen Gedanken, die uns ständig im Kopf herumschwirren, stillzustellen.

Schließen Sie die Augen und geben Sie fortwährend nur sinnlose Laute und Worte von sich. Damit hat der Verstand nichts mehr zu tun, und wir stellen unsere vielen Gedanken ab. Es entsteht ein meditativer Zustand, der uns entspannt. Aus dem heraus kann das Lachen wieder sprudeln.

Gute-Laune-Essen – Mood Food
Gute Laune, die natürlich auch zu mehr Lachen führt, können wir zusätzlich durch unsere Ernährung beeinflussen. Nahrungsmittel können unsere Stimmung heben und unsere Produktivität fördern, wie zum Beispiel Teigwaren, Reis, Kartoffeln, Vollkornprodukte, Nüsse, Mandeln, Datteln, Feigen, Bananen, Ananas, Maroni, Trockenfrüchte, scharfe Gewürze und Kakao.

Wichtig ist auch Folsäure, die in Brokkoli, Spinat, Chinakohl und Erbsen enthalten ist. Nahrungsmittel mit reichlichen Omega-3-Fettsäuren wie Lachs wirken auf den Hirnstoffwechsel ausgleichend. Für die Erhaltung eines positiven Gemütszustands spielen Vitamine eine bedeutende Rolle. Mehr darüber finden

Sie in Gisela Krahls »Mood Food. Das Kochbuch für Lust & Laune«.

Laut dem Gesundheitsexperten Professor Hademar Bankhofer aktiviert Spargel in unserem Gehirn Glückshormone, erhöht die Konzentration und das Denkvermögen, stärkt die Nerven und ist somit auch ein natürliches Mittel gegen Stress.

Der Arzt und Psychotherapeut Dr. Rüdiger Dahlke empfiehlt Vitalstoffe wie Aminas als Nahrungsergänzung. Aminas ist ein natürlicher Stimmungsaufheller, der das innere Gleichgewicht herstellt. Der wichtige Botenstoff Serotonin wird nach individuellem Bedarf selbst erzeugt. (Im Netz unter www.aminas.de zu finden.)

Gelegentlich sollten Sie sich auch ohne schlechtes Gewissen **das Leben versüßen**.

In vernünftigen Mengen soll Schokolade sogar gesund sein! Schokolade enthält Substanzen, die eine stimulierende Wirkung aufs Gehirn ausüben. Beim Verzehr von Schokolade werden positive Gefühle geweckt, die die Stimmung heben.

Lach-Rezept

Zutaten für ein glückliches Leben

4 Tassen Liebe, 2 Tassen Loyalität, 3 Tassen Nachsicht, 1 Tasse Freundschaft, 5 Löffel Hoffnung, 2 Löffel Zärtlichkeit, 4 Liter Vertrauen, **100 Liter Lachen**. Nehmen Sie Liebe und Loyalität und vermischen Sie sie gründlich mit Vertrauen. Rühren Sie Zärtlichkeit, Freundlichkeit und Verständnis darunter. Fügen Sie Freundschaft und Hoffnung hinzu, bestreuen Sie alles reichlich mit Lachen. Backen Sie es im Sonnenschein. Täglich in großzügigen Portionen servieren.

Dieses Rezept habe ich in Siimon Reynolds Buch »Gut drauf in acht Minuten«, Droemer Knaur Verlag, entdeckt.

Freundschaften/Beziehungen pflegen

Eine beste Freundin/Freund zu haben ist etwas, das ich jedem Menschen wünsche. Mit der besten Freundin/Freund zu lachen ist eine der wunderbarsten Arten zu lachen. Das ist ein Funke, der überspringt, wie wenige es tun. Die Intimität der Freundschaft lässt es zu, über Dinge miteinander zu lachen, die ansonsten möglicherweise tabu sind, auch einfach grundlos miteinander zu lachen, wie in der Kindheit. Gemeinsame Erinnerungen ergeben sowieso immer wieder Anlass zum Lachen.

Verbringen Sie Ihre Freizeit mit **fröhlichen Menschen**, die es gut mit Ihnen und dem Leben meinen. **Stimmungen sind ansteckend**, sowohl gute als auch schlechte Laune sind übertragbar. Gehen Sie chronischen »Negaholikern« aus dem Weg. Das Leben ist sowieso lebensgefährlich. Keiner hat es bisher überlebt!

»Lachen, Tanzen, Singen lassen Endorphine springen!« Lachen Sie, tanzen Sie, singen Sie, spielen Sie ganz bewusst mehr und mehr.

Wenn Sie sich der **Musik und dem Tanz** wirklich hingeben, hat es vergleichbar entspannende, wohltuende Effekte wie das Lachen. Beim Tanzen und Singen werden ähnlich wie beim Lachen Glücksbotenstoffe angeregt, und Sie verschaffen sich eine Denkpause, denn Musik geht zu Herzen und nicht zum Verstand.

Singen löst Glücksgefühle aus und befreit. Dadurch kommen wir in gute Stimmung.

Singen Sie, summen Sie, tönen Sie, trällern Sie ein Lied. Dabei können auch Anspannungen durch die Bewegung der Gesichtsmuskulatur und der Zunge gelöst werden. Töne versetzen unseren Körper in Schwingung und bewegen uns. Singen und Lachen sind das Tor zu unserer Seele.

Schon in der Bibel steht: *»Werdet wie die Kinder, um in den Himmel zu kommen.«*

Begegnen Sie dem Leben wieder mit der Begeisterung eines Kindes und lassen Sie die Übererernsthaftigkeit los. Das **innere Kind** ist der Schlüssel zur Lebensfreude und Heiterkeit.

»Spielerisch zu sein, wenn man kein Kind mehr ist, erfordert Intelligenz!«, sagte Elisabeth Gawain.

Nachweislich fördert **Spielen** die emotionale und soziale Entwicklung von Kindern. Nachdem das Leben ein lebenslanger Lernprozess ist, sollten wir auch als Erwachsene weiterspielen und Spielen als wichtigen Bestandteil unseres Lebens betrachten. Verschaffen Sie sich Zeit-Raum für Spiel-Raum!

Schon Platon war der Ansicht, dass der Mensch in einer Stunde Spiel mehr lernen kann als in einem ganzen Leben Gespräch.

Miteinander spielen

Miteinander spielen fördert Kommunikation, beflügelt die Fantasie und entspannt. Auf mich wirkt beispielsweise Scrabble besonders entspannend. Wenn ich mich ins Spielen vertiefe und völlig im Spiel aufgehe, befinde ich mich in einem »Flow«-Zustand, der mich beglückt und gleichzeitig entspannt. Ich kann und will an nichts anderes mehr denken als ans Spiel, und somit nehme ich kurze Zeit von meinem Alltag Abstand.

Organisieren Sie Spielrunden mit Ihren Freunden, lassen Sie sich von Kindern inspirieren und mit Spielfreude und Lachen anstecken.

Spielen Sie mit Kindern, entdecken Sie wieder mit Kindern Ihre eigene Verspieltheit, Lebensfreude und das hemmungslose Lachen der Kindheit.

Spielen mit Haustieren

Auch das Spielen mit Haustieren verursacht Frohsinn. Die Freude und Lebendigkeit, die Tiere zeigen, wenn Sie sich mit ihnen spielerisch beschäftigen, ist ebenfalls ein wahres Lebenselixier und führt zum Lachen.

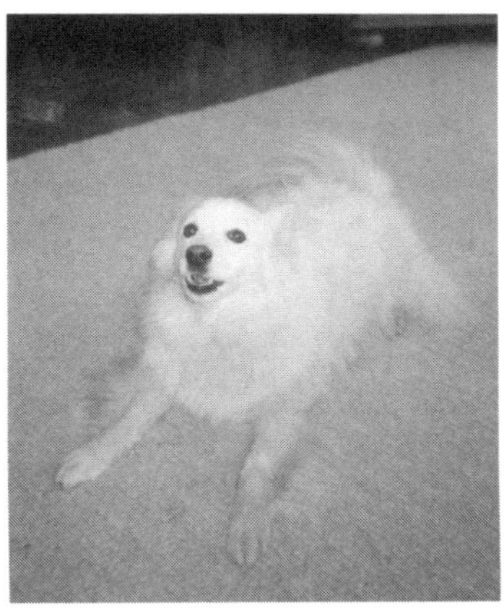

So mancher hat mich schon als Witwe Bolte bezeichnet, weil unser Familienhund Trulli ein wirklich drolliger weißer Spitz war.

Wenn ich mit ihr herumtollte, fühlte ich mich unmittelbar fröhlicher. Ich spürte, wie ansteckend die Freude war, die Trulli mir beim Spielen signalisierte. Wenn wir zu Hause viel und herzlich lachten, war Trulli immer sehr aufgeregt und sprang, was sie sonst nicht tat, auf die Couch, schnappte sich ein Polster und schleuderte dieses im Wohnzimmer herum. Es war deutlich zu erkennen, was für ein Vergnügen es ihr bereitete. Dieses Schauspiel verursachte natürlich noch mehr Gelächter im Raum.

Ich denke, dass die positiven Schwingungen des Lachens sich auch auf Tiere übertragen. Trulli wurde fast 16 Jahre alt. Das ist ein beachtliches Alter für Hunde. Manchmal frage ich mich, ob sie so alt geworden ist, weil wir so viel mit ihr gelacht haben. ☺

Körperhaltung und Gang

Körperhaltung und Gang haben einen wesentlichen Einfluss auf unsere Stimmungslage. Vorgebeugte Schultern und hängender Kopf bestätigen unserem Gehirn, dass es uns schlecht geht. Das Gehirn reagiert entsprechend darauf. Eine bereits trübe Stimmung wird noch schlechter. Durch Veränderung der Körperhaltung können Gefühle und Einstellungen verändert werden.

Achten Sie auf Ihre Haltung und Gangart, heben Sie Kopf und Schultern und gehen Sie beschwingt durchs Leben. »Kopf hoch!«, wie es schon im Volksmund heißt. Sie werden feststellen, dass diese Körpersignale auf alle Fälle positiv auf Ihre Stimmung wirken.

Können Sie sich erinnern, als Kind vor Freude gehüpft zu sein? Hüpfen Sie doch einfach wieder einmal, anstatt zu gehen! Es wird Sie bestimmt in Schwung bringen.

Stimme macht Stimmung.

Sie können mit Ihrer Stimme auch Stimmung erzeugen. Beachten Sie, in welchem Tonfall Sie sprechen, der Ton macht bekanntlich die Musik. Am Klang Ihrer Stimme ist auch Ihre Stimmung erkennbar.

Beim Lächeln nimmt unsere Stimme eine positive Färbung an.

Lächeln Sie, bevor Sie ans Telefon gehen. Abgesehen davon, dass sich durchs Lächeln Ihre eigene Stimmung verbessert, ist Ihr Lächeln auch durchs Telefon wahrnehmbar.

Eine östliche Weisheit besagt: »*Wir lächeln, weil wir glücklich sind, aber wir können auch glücklich werden, weil wir lächeln.*«

Bewusstes Lächeln und Lachen

Bewusstes Lächeln und Lachen sind ein kosten- und nebenwirkungsfreier Stimmungsaufheller, der unmittelbar ein Gefühl der Entspannung und Freude auslösen kann. Lächeln und lachen Sie ganz einfach auch ohne ersichtlichen Grund. Je mehr Sie die innere Quelle des Lachens aktivieren, desto öfter wird diese ganz von selbst zu sprudeln beginnen. Lächeln Sie gleich in der Früh der Person zu, die Ihnen im Spiegel entgegenblickt. Sie wird Ihnen garantiert auch ein Lächeln schenken. ☺

Hier eine **Lächel-Übung**, die Sie jederzeit und überall sitzend oder auch stehend anwenden können. Sie werden augenblicklich entspannt sein und die Gaben des inneren und äußeren Lächelns genießen.

Lächelmeditation nach dem buddhistischen Mönch Thitch Nhatan (von mir etwas geändert)
Schließen Sie kurz die Augen, atmen Sie tief ein und aus und lassen Sie Folgendes in Ihr Bewusstsein fließen:

> *Beim Einatmen freue ich mich.*
> *Beim Ausatmen lächle ich.*
> *Ich verweile im gegenwärtigen Moment*
> *und dieser ist ein wunderbarer Moment.*
> *Einatmen, lächeln, gegenwärtiger Moment,*
> *wunderbarer Moment.*

Öffnen Sie langsam Ihre lächelnden Augen und behalten Sie dieses Lächeln bei.

Es kann auch heilsam sein, wenn Sie Ihren Organen oder bestimmten Körperteilen ein Lächeln senden. Ihr Körper wird entsprechend positiv darauf reagieren.

Lach-Notizen
Vollenden Sie folgenden Satz:
Wenn ich mir selbst die Erlaubnis zum Lachen gäbe, dann

....

....

Geben Sie sich selbst die Erlaubnis zu lachen!

Es ist Ihnen vielleicht schon aufgefallen, dass manche Menschen in Situationen lachen, wo es gar nicht angebracht zu sein scheint. Das sind oft Momente, in denen sich die Betroffenen unter starkem Druck fühlen. Sie lassen den Druck ab, indem sie scheinbar sinnlos lachen. Das Gegenteil ist der Fall. Es ist SINNVOLL. Sie bauen dabei intuitiv Stress ab. Auf Englisch nennt man das »Stress-coping with laughter«. Lachen Sie auch, wenn Ihnen nicht danach zumute ist!

Haben Sie schon einmal darüber nachgedacht, **was das Verrückteste war, das Sie in Ihrem Leben gemacht haben?** ☺

Also ich binde Ihnen jetzt keinen Bären auf. Ich habe tatsächlich mit einem ausgewachsenen Braunbären Mittag gegessen und diesen dabei eigenhändig am gemeinsamen Tisch mit seiner Lieblingsspeise, nämlich Fischstäbchen, gefüttert! Ich weiß bis heute nicht, welcher Teufel mich geritten hat, auf dieses Abenteuer einzugehen.
Hier die Bärengeschichte, die Peter Croy zu diesem Ereignis festgehalten hat.

Bärig

Im Oktober 2003 habe ich mich mit der Begründung zur Runderneuerung für eine dreiwöchige Kur angemeldet.

Mir wurde zum Abendessen ein Katzentisch zugeteilt, der allerdings den Vorteil hatte, dass er den Blick auf zwei Damen freigab, die allabendlich sehr angeregt plauderten, wobei die blonde Dame herzhaft über die Bemerkungen der Brünetten lachen konnte. Mir war es verwehrt mitzulachen, obwohl ich doch gerade im befreienden Lachen mehr Heilungschancen für Geist und Seele empfinde als in der alternativ körperlichen Ertüchtigung. In einem Zwiegespräch mit mir selbst kam ich zu dem Schluss, dass es eine Verpflichtung mir gegenüber ist, einen Weg zu finden, der fröhlichen Blondine, rein platonisch versteht sich, näherzukommen, um deren Lachen zu genießen.

Weil man für den Titel Wellness ungeachtet der Krankenkasse natürlich ein gehöriges Sümmchen dazuzahlt, ist das Hotel auch bemüht, eine Gegenleistung zu erbringen. Beispielsweise gibt es Packungen mit heißem Moor, ein Gemisch, das immer wieder neu eingeschmolzen und dunkelgrau gefärbt wird. Auf dieses Moor wird man mit dem Rücken gelegt und für die bevorstehende Schwitzkur gut mit Tüchern eingepackt. Wenn man nicht sofort verglüht und die Prozedur mit zusammengekniffenen Zähnen lebend übersteht, ist das als Vorbereitung für die darauf folgende Massageprozedur von Vorteil, weil die Muskeln aufgewärmt angeblich besser knetbar sind. Mir allerdings war es immer ein Bedürfnis, noch schnell zwischen Schwitzkur und Massagetermin in die Dusche zu eilen.

So stehe ich unter der Dusche, als plötzlich eine weibliche Stimme laut, aber bestimmt ruft: »Ist da jemand drin?« Schon wieder etwas gestresst und zur Eile angetrieben, rufe ich rasch zurück: »Ja, sofort, ich bin gleich fertig!« Äußerst notdürftig bekleidet, öffne ich den Vorhang und stelle mich in der Hoffnung, einen Treffer zu landen, mit den Worten vor: »Hier ist Ihr Herzblatt.« Es war die Blondine. Schallendes Gelächter brach aus, in das die ganze

Mannschaft und alle Massageklienten und -klientinnen mit einstimmten, obwohl sie nicht wussten, was der Auslöser dieser Heiterkeit war.

Den gleichen Abend noch saß ich, diesmal ordentlich gekleidet, am Tisch zwischen der fröhlichen Blondine und der brünetten Dame. Es war ein sehr vergnügliches Nachtmahl, an dem ich auch beider Namen erfuhr: Ellen für blond und Erika für brünett. Die Begegnung in der Dusche kam nicht mehr zur Sprache.

Am nächsten Tag beim Frühstück fragte mich Ellen, ob ich denn Lust hätte, gemeinsam mit einem Bären Fischstäbchen zu essen. Mir war sofort klar, woher der Wind weht. Jetzt kam die Retourkutsche für das Herzblatt. Fischstäbchen essen mit einem Bären, wer sich so etwas ausdenkt? Ich beschloss, stark zu bleiben und mir keinen Bären aufbinden zu lassen. Meine spontane Antwort war: »Tut mir leid, ich kann Fischstäbchen nicht ausstehen.« »Nein, nein, Sie brauchen ja keine Fischstäbchen zu mögen, aber der Bär isst sie leidenschaftlich gern.« Jetzt war es mir zu viel. Ich versuchte dem Gespräch auszuweichen, was zur Folge hatte, dass mir vor Nervosität das weiche Frühstücksei auf die Hose tropfte.

Als Ellen am nächsten Tag wieder die Bärenmär fortsetzte, ließ ich mich breitschlagen und sagte zu. Wir fuhren nun zu viert in einem bärensicheren Geländefahrzeug, gesteuert von einer schwarzhaarigen Dame, die diesen Part mutig übernahm. Damit stand das Geschlechterverhältnis eins zu drei.

Schon von weitem sah man ein turmartiges Gebäude, umgeben von einem endlos scheinenden vergitterten Gebiet, in dem zu meiner großen Überraschung tatsächlich ein Bär hausen sollte. So kündigte das zumindest eine Hinweistafel an. Dass darin wirklich ein echter Bär wohnt, konnte ich noch immer nicht glauben, vielleicht ist es eine Waschbärenfamilie oder sind es Koalabären mit ihren Jungen. Die sind klein und putzig. Das Ganze wird ein Streichelzoo für Kinder sein, so versuchte ich mir einzureden.

Wir wurden von einer Bärenpflegerin, die sich später als Domp-

teuse entpuppte, empfangen und in einen vergitterten Käfig geführt, in dem ein großer Tisch mit zwei gegenüberliegenden Bänken stand. Die Bärenbändigerin wies uns an, alle vier auf einer Bank Platz zu nehmen. Die gegenüberliegende Bank war allein für den Bären bestimmt. Jetzt erst wurde mir klar, in was ich mich da eingelassen hatte. Ich begann wie Espenlaub zu zittern und versuchte mich, zumindest virtuell, hilfeflehend unter den Röcken dreier Mädels zu verstecken, was aber nicht gelang, weil alle drei mit Hosen ausgerüstet waren und noch dazu der kommenden Ereignisse gelassen entgegensahen.

Die Dompteuse führte einen Videofilm in einem vom Bären stark ramponierten Fernsehgerät vor, in dem man ein niedliches Bärenbaby sah, wie es den Eisschrank plünderte und Honiggläser aus dem Schrank stahl. Dieser Streifen hat mein erregtes Gemüt wieder etwas beruhigt, sah man doch das Bärenkind Kenny nur in seiner Kleinform.

Wenige Minuten später sollte sich das ändern. Die Dompteuse verteilte Blechschüsseln mit den angekündigten Fischstäbchen unter uns vieren, zusätzlich Becher mit Oliven, sauren Gurken und ein paar Trockenfrüchten. Für eine Sekunde verdunkelte sich der Eingang zum Käfig, und aus der Küche kommend torkelte ein 2,40 Meter großer Braunbär auf die uns gegenüberliegende Bank zu, wischte mit einem Prankenhieb das Fernsehgerät beiseite und versuchte sich sofort auf die Fischstäbchen zu stürzen.

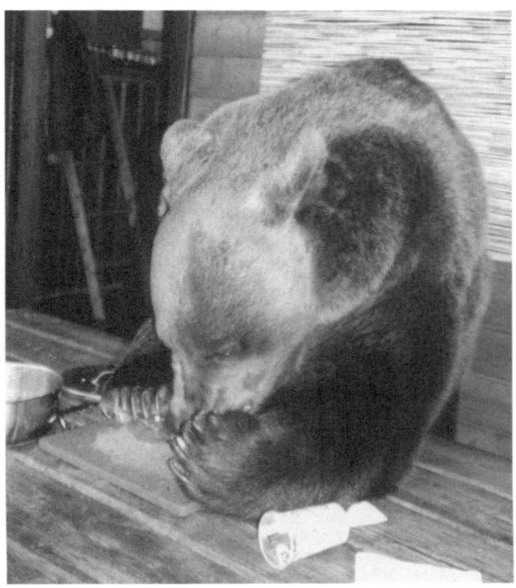

Wir aber waren angewiesen, dem Bären einzeln portioniert die fischigen Leckerbissen zwischen den Fingern zu überreichen. Ich sollte damit beginnen. Als sich aber das Bärenmaul wie ein Höllentor öffnete und darin ein Gebiss mit Eckzähnen so groß wie halbe Bananen sichtbar wurde, fühlte ich mich einer Ohnmacht nahe und gab die fischige Angelegenheit sehr rasch meiner nächstsitzenden Dame weiter. Die drei Mädels verfütterten abwechselnd und sehr routiniert alles Angebotene, das der Bär in Windeseile wie am Laufband verschlang. Mit seiner tellergroßen Pranke, die aussah wie ein Adlerhorst, und mit schwarzen Krallen, die angebrannten Bratwürsten glichen, erhaschte er auch die Oliven und spuckte alle fein säuberlich abgenagten Kerne in meine Richtung.

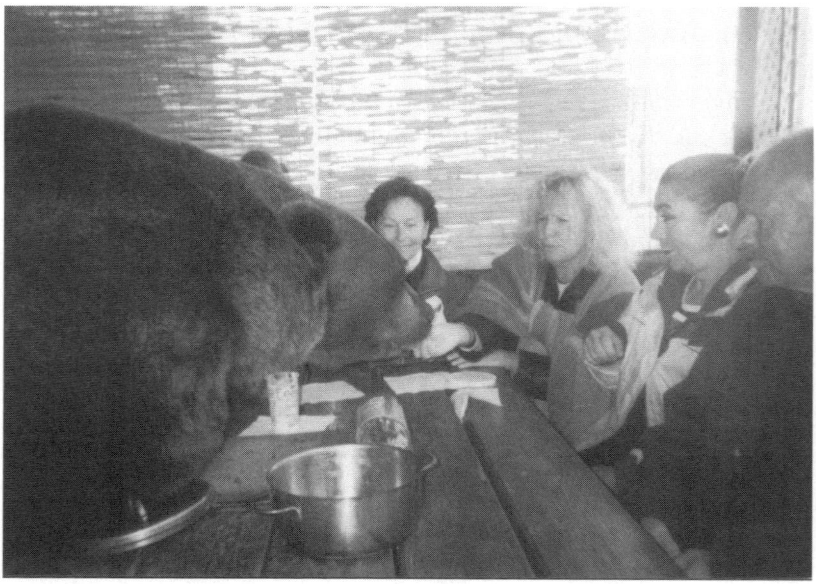

Nun kam der schrecklichste Teil der bärigen Schaustellung. Die Dompteuse nahm ein saures Gurkerl zwischen die Lippen, das der Bär von dort abknabbern sollte. Weil aber das Gurkerl dem

Bären zu mickrig schien, erhob er wie ein Bagger seine Pranke in Richtung Bärenbändigerin, erwischte ihr Polohemd, verhakte sich mit einer Kralle und zog es auf die fünffache Länge aus. Ich selbst, der diesem Zwischenfall am nächsten saß, glaubte, jetzt frisst er zuerst die Bärenmutter und dann bin ich das nächste Opfer.

Aber es kam anders. Der Bär ließ ab, richtete sich auf stattliche 2,40 Meter Körpergröße auf und angelte wie King Kong nach Essbarem, das von der Decke an dünnen Fäden herunterhing. Das war Gott sei Dank der Schlussakkord der schaurigen Bärendemonstration.

Erst als wir zurückkehrten, wurde ich noch mit Tropfen von Angstschweiß auf der Stirn wieder mutig und berichtete stolz meinen drei charmanten Begleiterinnen, die sich bis zum Schluss tapfer geschlagen hatten, dass auch mir die Vorstellung äußerst konveniert habe und dass ich stolz darauf bin, dass auch ich mich gegen meine Art so tapfer geschlagen habe.

Dieser Croy kann lügen und dazu noch so verkrampft mit blöden Fremdwörtern gespickt, das darf nicht wahr sein! So zumindest dachte unausgesprochen mein Herzblatt, pardon, das Herzblatt bin ja ich! Aber Sie wissen schon, wen ich meine.

Sollten Sie auch Lust darauf haben, können Sie Kenny in Müllern bei Villach in Kärnten besuchen (im Netz unter www.kenny-bear.com zu finden).

Was war das Verrückteste, das Sie erlebt oder getan haben?
Notieren Sie es und teilen Sie die Geschichte mit anderen.

Auch kleine **Pannen oder Peinlichkeiten zu teilen** und gemeinsam darüber zu lachen ist eine feine Sache! Dabei kommen Sie einander näher und gewinnen Distanz zur Peinlichkeit. ☺

Eines der wirklich peinlichsten Erlebnisse, die ich je hatte, geschah, als ich zwölf Jahre alt war. Ich war auf Skikurs und marschierte morgens im dicken Skianzug, meine Ski lässig auf den Schultern balancierend, ein Lied auf den Lippen und trällernd zur

Skipiste. Plötzlich überkam mich ein ungewöhnlich starker, geradezu ungeheurer menschlicher Drang. Weit und breit war keine Toilette zu finden. Ich drehte um und bemühte mich, flink wie ein Wiesel nach Hause zu eilen. Der Weg schien mir endlos lang, und der Drang wurde unüberwindbar. Das Unaussprechliche passierte mir mitten auf dem Weg! In diesem Augenblick wünschte ich mir, es möge sich der Boden unter meinen Füßen öffnen, und ich könne in ein Schneeloch versinken. Es war ein besonders kalter Tag. Ich ging mit breitem Gang, wie einst John Wayne, und dampfender Hose nach Hause. Mit vollen Hosen ist leicht stinken!

Was können Sie selbst tun, um mehr Heiterkeit und Lachen in Ihr Leben zu integrieren?

....

....

....

....

Was könnte bestenfalls/schlimmstenfalls passieren, wenn Sie es tatsächlich tun?

....

....

....

....

»Frag dich nicht, was die Welt braucht, sondern was dich lebendig macht. Und dann tue genau das. Denn was die Welt braucht, sind Menschen, die lebendig sind«. Harold Whitmann

Lach-Erfolg garantiert

Ich habe immer eine **»Lach-Nase«** (rote Nase) dabei, in meiner Handtasche, auf meinem Rückspiegel im Auto und auf meinem Badezimmerspiegel. Im Auto verwende ich die Nase im Stau oder auch wenn mir während der Fahrt jemand den Drohfinger zeigt (was gelegentlich passiert). Bisher hat es die Situation immer entspannt.

Die Lach-Nase im Badezimmer hilft mir morgens. Wenn ich in den Spiegel sehe, kann ich gleich über mich selbst lachen. In der Handtasche ist sie vor allem praktisch in Warteschlangen, wenn die Menschen beginnen, sich über die Wartezeiten zu ärgern. Nase aufsetzen und schon huscht ein Lächeln über die langen Gesichter oder zumindest ein Kopfschütteln, was ja auch schon eine Veränderung hervorruft.

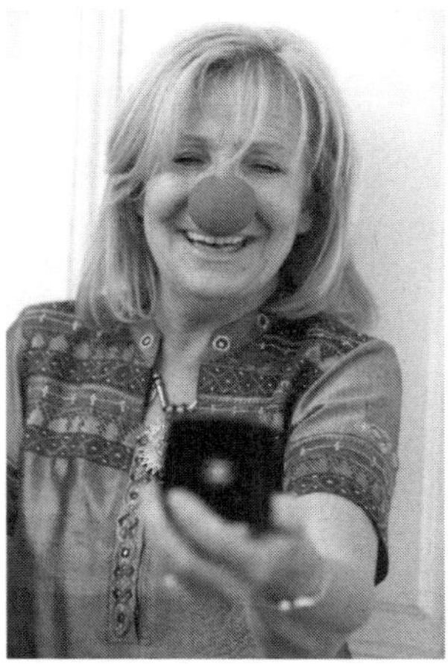

Meine Familie habe ich 2003 erstmals zu Weihnachten mit einem **Lach-Baum** überrascht. Anstatt mit bunten Kugeln ist unser Weihnachtsbaum seither mit roten Nasen geschmückt. ☺ Rote Nasen sind erhältlich unter www.rotenasen.at.

An dieser Stelle will ich auch kurz den Unterschied von Clowning und Lachyoga erklären. Beim Clowning werden die Zuschauer vom Clown zum Lachen gebracht. Die Zuschauer brauchen selbst nicht aktiv zu sein.

Beim Lachyoga werden die Teilnehmer eingeladen, unter der Anleitung eines Trainers die Eigeninitiative zu ergreifen und selbst aktiv zu werden, um das Lachen anzuregen.

Es sind unterschiedliche Wege mit dem gleichen Ziel.

Wie Sie zum Lachen kommen, ist egal, Hauptsache, Sie lachen, mit oder ohne Grund, denn es ist auf alle Fälle gesund!

Zusätzlich zu meiner Nase sammle ich komische Hüte. Im Winter habe ich einen ganz besonderen **Lach-Hut**. Es ist ein schwarzer Filzhut mit langen, bunten Bändern, die von der Spitze herunterbaumeln. Ich finde, er steht mir ausgezeichnet. Wenn ich ihn trage, werde ich häufig auf ihn angesprochen, und dies führt meistens zu lebhaften Gesprächen und lustigen Begegnungen. Eine meiner Freundinnen beteuert immer, dass sie froh ist, wenn der Winter vorüber ist, denn dann trage ich *diesen* Hut nicht mehr. Was sie damit wohl meint?

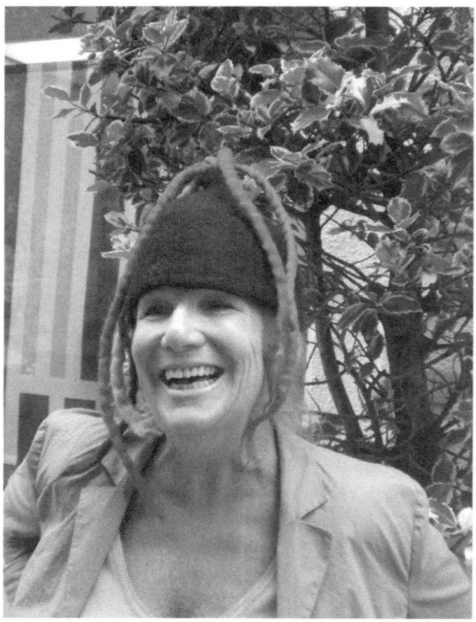

Seit einigen Jahren veranstalte ich für meine Freunde immer wieder ein **»Lach-Ma(h)l«**. Jeder trägt etwas dazu bei, indem er eine selbst kreierte Lach-Speise mitbringt.

Vorschläge für ein **Lach-Menü**:

Schabernack-Bowle
*
Amuse Geule
*
Kichererbsensuppe
*
Gefüllte Lachsäcke
*
Lach-Sauf-Strich
*
Schulter-Scherzel mit Lachwurzen
*
Smiley-Kartoffel
*
Lach-Steak mit grünen Ulk-Nudeln
*
Glückliches Huhn mit narrischen Schwammerln und Glückspilzen
*
Mousse auch Choco Lach
*
Slapsticktorte

Dieses Lachma(h)l fand einmal unter dem Motto »behütet« statt. Die Gäste waren eingeladen, mit einem außergewöhnlichen Hut, »behütet«, zu kommen. Einer meiner Freunde, ein recht ernsthafter Zahnarzt, rief mich an und teilte mir mit, dass er im wahrsten Sinne des Wortes mit dieser Idee nichts am Hut hätte. Es wäre ihm nämlich bei einem Faschingsfest, an dem alle aufgefordert waren, kostümiert zu kommen, passiert, dass nur er und seine Frau als Chinesen am Tisch saßen! Die anderen kamen ohne Verkleidung. Ich lache sogar noch beim Aufschreiben dieser Geschichte, wenn ich mir vorstelle, wie die beiden sich vorgekommen sind.

Haben Sie es schon einmal mit Ihrem Partner einen **Zungenbrecher** probiert?

Probieren Sie ganz schnell Folgendes aufzusagen: Der Flugplatzspatz nahm am Flugplatz Platz. Am Flugplatz nahm der Flugplatzspatz Platz. ☺

Machen Sie eine Liste von Zungenbrechern und üben sie diese mit Ihren Freunden.

Lach-Blüten, »Humortropfen«, habe ich in der St. Berthold Apotheke und Drogerie in Garsten entdeckt (www.berthold-apotheke.at). Sie bestehen aus einer Orchideen-Essenz, »Fun-Orchid (Vanda tricolor)«, die Humor und Lebensfreude steigert. Die Essenz hilft, sich selbst und die eigene Situation von außen zu betrachten und darüber lachen zu können. Sie lässt das innere Kind wieder erwachen und wirkt unterstützend, heiter und entspannt zu sein.

Der **Gute-Laune-Duft**, das **Psycho-Tonic-Parfum »Smiley«** des Designers Ora-Ito, soll laut Hersteller durch die besondere Kombination von optimistisch stimmenden Duftstoffen wie Bergamotte, Orange, Chilipfeffer, Patchouli, Myrre und Moschus eine stimmungsaufhellende Wirkung haben.

Auch ein **Lach-Sack**, ein Säckchen (Anti-Stress-Sack), das beim Drücken ein Lachen auslöst, kann eine Lach-Hilfe sein. Einen lebendigen Lachsack finden Sie unter www.lachenbefreit.de.

Ein **Lach-Spiegel** ist ein Spiegel, der zum Lachen anregt, denn wenn Sie ihn bewegen und hineinsehen, fängt er zu lachen an. Es gibt auch einen Trauerspiegel, der zu weinen beginnt. Sie haben täglich von neuem die Wahl, in welchem Spiegel Sie sich lieber sehen!

Um rasch in eine gute Stimmung zu kommen, können Sie sich auch einen **Bleistift** oder ein **Strohhalm** zwischen die Zähne klemmen, sodass die Mundwinkel in die Höhe gezogen werden. Dabei geht unmittelbar die fröhliche Botschaft ans Gehirn: »Endorphine tanzen lassen«. Am besten mindestens 30 Minuten lang und das möglichst in der Öffentlichkeit! ☺

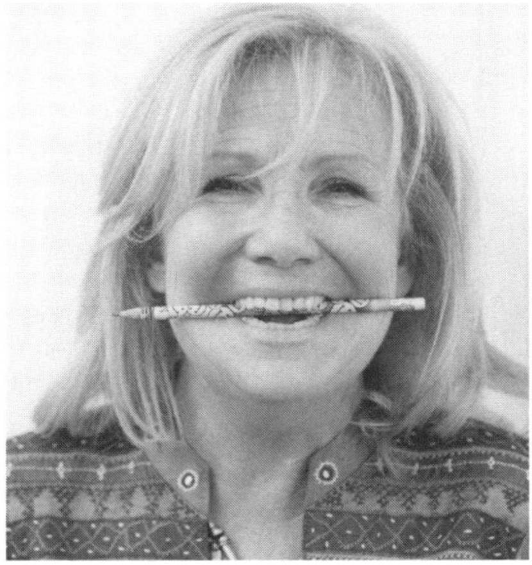

Lach-Spende

Schenken Sie täglich mehrmals ein Lachen an Ihre Mitmenschen und sich selbst. Sie werden sehen, es ist eine Spende, die viel Gutes bewirkt und sich vermehrt!

Lachen Sie auch der schlechten Laune fröhlich ins Gesicht!

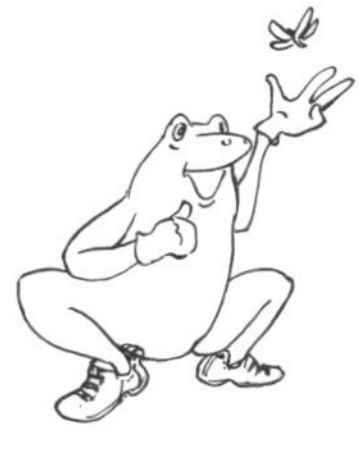

Geschichten und Erfahrungsberichte über das Lachen

Hier ein kleiner Auszug berührender Begebenheiten aus meinen Seminaren. Um die Privatsphäre zu schützen, habe ich die Namen der Teilnehmer und Teilnehmerinnen geändert.

Das Erste, das aus der Stille kommt, ist das Lachen

Michael und seine Schwester Anja, die beide um die 50 sind, kamen gemeinsam zu einem Seminar. Anja kümmerte sich auffallend liebevoll um ihren Bruder, der eine beeindruckende Erscheinung und Persönlichkeit war. Als ich mich mit Michael unterhielt, fiel mir auf, dass er beim Sprechen Schwierigkeiten hatte. Ich vermutete, dass er einen Schlaganfall erlitten hatte.

Während des Seminars beobachtete ich, wie Michael immer wieder an sein Ohr griff. Dies beunruhigte mich, denn ich dachte nun, dass es sich nicht um einen Schlaganfall, sondern um Schwierigkeiten mit dem Gehör handelte und er seinen Hörapparat einstellen wollte. Von Menschen, die ein Hörgerät haben, weiß ich, dass Lärm und Durcheinandersprechen dazu führen, dass sie gar nichts mehr verstehen.

Als sich die SeminarteilnehmerInnen bereits verabschiedet hatten, kam Anja, Michaels Schwester, noch einmal alleine in den Seminarraum, weil sie etwas vergessen hatte. Bei dieser Gelegen-

heit fragte ich sie, wie es ihrem Bruder während des Seminars ergangen wäre. Anja meinte, es wäre für ihren Bruder ein ganz besonders schöner Tag gewesen. Sie erzählte mir, dass ihr Bruder seit vielen Jahren völlig zurückgezogen lebt und seit frühester Kindheit fast nichts hören kann. Bis vor kurzer Zeit hatte er ein Hörgerät abgelehnt. Es sei ihr glücklicherweise endlich gelungen, ihn zu überzeugen, nun doch diesen Schritt zu tun. Michael hatte den Hörapparat am Abend vor dem Lachseminar erhalten. Seine Schwester hat ihm das Seminar zum Geschenk gemacht, damit das Erste, das er hören konnte, das Lachen war.

Angela – Engel des Lachens

Angela war Teilnehmerin eines Intensiv-Lachyoga-Trainings. Dieses Training ist hilfreich, um einen Lachclub selbst zu leiten, und stellt auch eine Anregung für Therapeuten, Ärzte, Pädagogen, Berater und Trainer dar, Elemente in die eigene Arbeit zu integrieren.

Während des Trainings erfuhr ich, dass Angela drei erwachsene Kinder hatte, eines davon mehrfach behindert, ihr Mann bei einem Unfall verunglückt, und sie selbst an Krebs erkrankt war. Ihre Motivation, das Training zu absolvieren, war einerseits Hilfe zur Selbsthilfe und andererseits, in Zukunft Lachyoga mit Eltern von behinderten Kindern zu praktizieren.

Angela erzählte mir, dass sie den Termin ihrer Krebsoperation so eingeteilt hatte, dass sie auf alle Fälle am Training teilnehmen konnte. Die Operation fand zwischen zwei Modulen des Trainings statt. Angela lachte während ihres Spitalsaufenthalts so viel mit den anderen Patienten, dass sie vom Primar der Abteilung gefragt wurde, ob sie sich der Ernsthaftigkeit der Lage bewusst sei. Angela antwortete lachend, ob er sich der Lächerlichkeit der Frage bewusst wäre. Als Angela uns diese Geschichte während des zweiten Moduls erzählte, fügte sie hinzu: »Ihr werdet lachen – meine neuesten Befunde sind negativ!« Angela arbeitet seither sehr erfolgreich mit Eltern von behinderten Kindern.

Lach-Stimmen

Seit 2002 haben sehr viele interessierte Menschen an meinen Workshops und Seminaren teilgenommen. Gemeinsam haben wir das ehemalige Mädchenpensionat auf der Hohen Warte mit dem verzauberten Garten mit Lachen gefüllt. Im Nachhinein erhalte ich häufig E-Mails von Teilnehmerinnen und Teilnehmern, die mich in meiner Arbeit bestätigen und motivieren. Mit deren Zustimmung möchte ich nun einiges mit Ihnen teilen, damit auch Sie einen Eindruck bekommen, was ein Tag voller Lachen bewirken kann. Die Namen sind verändert, die Texte unverändert.

Liebe Ellen!

Als meine Frau und ich für ein Lachyoga-Seminar 220 Kilometer nach Wien fuhren, lachten wir bereits im Auto über diese verrückte Idee. Zum Lachenlernen nach Wien fahren und das für ein ganzes Wochenende, das kann nicht wahr sein, meinten wir. Kaum angekommen, wurden wir von dir mit deinem ansteckenden Lachen empfangen. Durch deine freundliche Art und dein bezauberndes Lachen wurde sogar das alte Mädchenpensionat in für mich verträgliche Räumlichkeiten verwandelt.

Dann begann das von uns mit Spannung erwartete Seminar. Während der ersten halben Stunde dachte ich mir: »Ich bin im falschen Film«, doch stündlich wurde mein Lebensgefühl besser, und Brigitte und mir machte es plötzlich Spaß, im Kreis zu laufen und wie kleine Kinder zu blödeln.

Übrigens: Meine Rückenschmerzen, die ich noch auf der Fahrt verspürte, waren nicht mehr da. Weggelacht? Stimmt das etwa doch? Lachen hilft? Doch nicht so blöd, die Sache! Nach drei Tagen fühlten wir beide uns so sauwohl, dass wir den Lebensgenuss des Lachens bereits in die zweite Reihe stellten. Der normalerweise sonst bei mir an zweiter Stelle stehende Genuss, nämlich gutes Essen, rutschte auf Platz drei. Es war einfach hervorragend, interessant und eine anhaltende Bereicherung für uns. Wir lachen heute mehr als früher. Wir lachen intensiver und nutzen jede Ge-

legenheit zum Lachen, weil es wirklich absolut gut tut. Jedem, der daran zweifelt, dass das gut ist, kann ich nur sagen: »Bitte ausprobieren! Lachyoga lohnt sich.« Es muss unser Ziel sein, immer mehr Menschen zum Lachyoga zu bewegen. Danke für den Lehrgang, danke für dein Lächeln, und allen, die dabei waren, sagen wir: Danke, es war lustig und schön mit euch! Auf ein baldiges Wiederlachen freuen wir uns. Robert und Brigitte

Liebe Ellen, es ist verrückt, aber ich lache seit dem Seminar bestimmt dreimal so viel wie früher! Auch an Tagen, wo ich gerade nichts zu lachen hätte, lache ich. Und dass ich das kann – und es ist so einfach! Es macht mich unglaublich dankbar und das wiederum glücklich! Lachen ist wirklich eine der schönsten Gaben, die der liebe Gott (oder wer auch immer ...) uns mitgegeben hat. Es ist unabhängig von Raum, Zeit und Geld, ist innerhalb von einer Sekunde da und erzeugt eine positive Stimmung fürs Leben. Danke noch mal! Dein Seminar hat für mich tatsächlich einen Schalter umgelegt ... Das ist echt toll und es war so einfach! Deine Magda

Hallo Ellen, herzlichen Dank für diesen ganz tollen Sonntag!! Ich hab es ja nicht wirklich geglaubt, dass es möglich ist, grundlos so herzlich zu lachen, dass es überhaupt nicht inszeniert klingt!!! Jetzt weiß ich Bescheid! Was ich noch erwähnen muss: Fasziniert hat mich auch, dass man mit fremden Menschen so herzlich lachen kann und sie alle ungemein sympathisch findet. Nämlich alle!! Um dieses Lachen, Ellen, beneide ich dich! Mit den Wünschen, dass viele Menschen diesen Lachyoga-Workshop kennen lernen, schicke ich dankbare Grüße. Michaela

*Liebe Ellen, ich weiß, dass ich noch lange von dieser Erfahrung zehren werde und dass ich jetzt lache, wenn mir danach zumute ist – in der Familie, mit Freunden, im Theater und im Kino laut und voll Überzeugung! Ich fühle mich heute gelassen, fröhlich, frei und erschöpft!!! Ich empfinde es aber nicht als unangenehm!
Es war ein wunderschöner Tag gestern! Monika*

Liebe Ellen, du weißt gar nicht, welches Geschenk du mir mit deinem Lachyoga-Workshop gemacht hast: Ich hab früher schon oft und gerne gelacht, aber lange nicht so viel wie jetzt! Und vor allem das bewusste Lachen, das man selbst herbeiführen kann, ohne unbedingt einen äußeren Anlass zu haben … Ich kringle mich täglich in der Früh im Bad unter der Dusche schon vor Lachen, dann bin ich gleich munter! Auch die Selbstliebe und damit die Selbstannahme werden durch das Lachen sehr gestärkt … So viele Situationen kann man einfach entschärfen, wenn man lacht … Danke dir!!! Claudia

Hallo, liebe Ellen, ich danke dir nochmals für diesen wunderbaren Tag voller Lachen, Lächeln, Grinsen, Kichern … Ein Geschenk besonderer Art. Solche Tage sind für mich wie Juwelen, die ich in meiner Schatzkiste sammle, um sie bei Bedarf immer wieder einmal herauszuholen und mich daran zu erfreuen. Ich hatte ja eine weite Heimreise — zirka 500 Kilometer — und viel Zeit, diesen Tag nochmals Revue passieren zu lassen. Ich habe oftmals laut gelacht. Lachen ist wie Medizin. Leider lassen wir es zu, dass uns im Alltag das Lachen viel zu oft vergeht. Ich will mich bemühen, mein Lachen oder Lächeln so oft wie möglich zu verschenken, um vielleicht genauso viel zurückzubekommen. Vielleicht treffen wir uns wieder einmal, um gemeinsam einen Tag voller Lachen zu verbringen. Dir wünsche ich viele, viele Menschen, die sich von deinem unvergleichlichen Lachen anstecken lassen. Liebe Grüße von Marika

Liebe Ellen! Danke für das wirklich bereichernde Lachyoga-Wochenende! Seitdem trage ich wieder sehr bewusst ein sanftes Lächeln in mir, das mich durch so manche Alltagsturbulenzen begleitet, mal mehr und dann wieder etwas weniger bewusst. Aber es ist da, wenn ich daran denke. In manchen Situationen kann es sich wahrlich in ein Lachmonster verwandeln, das meine Umgebung verwirrt, verwundert und dann doch ansteckt. Es ist schön, wieder an dieses Lachen, das ich sehr wohl besonders aus meiner

Kindheit und meiner Jugend kenne, Anschluss gefunden zu haben und es jederzeit aus meiner ganz persönlichen Schatzkiste hervorholen zu können. Jetzt freue ich mich schon darauf, mein wiedererweckte Lächeln und Lachen in kreativer Weise in meine Arbeit als Lebens- und Sozialberaterin einfließen lassen zu können. Silvia

Liebe Ellen, das Wochenende war für uns sehr erfrischend, es tat gut, nette Leute kennenzulernen und aus dem gewohnten Alltagstrott mal auszubrechen. Erstaunlicherweise müssen wir noch dazusagen, dass unser »gutes« Gefühl, das wir anscheinend mitbekommen haben, bis heute noch anhält, wir wurden sogar schon von Leuten darauf angesprochen, warum wir so fröhlich seien – noch mehr als gewöhnlich!!! Sonnige Grüße von Ingrid und Stefan

Hallo, Ellen, nahm gestern bei einer Schneeschuhwanderung teil. Auf den Bildern der Schneeschuhwanderung befinde ich mich lachend, fesch und liebenswert. Bisher kam ich mir immer kritisch/komisch vor. Bisher versuchte ich zumeist nicht auf das Bild zu kommen. Zu Kleinigkeiten schmunzle ich seit Sonntag zumindest innerlich. Danke. Du gabst mir den Anreiz zu einer für mich wesentlichen Veränderung. Ich habe mich bei dir und den Mitteilnehmern wohl gefühlt. Ich merkte an mir auch eine gewisse Öffnung, ich ging ein wenig aus mir heraus, das spürte ich besonders bei den am Boden liegenden Lachübungen. Liebe Ellen, nochmals vielen Dank. Auf ein Wiederlachen freue ich mich schon heute. Wolfgang

Liebe Ellen, einige Tage nach dem Lachyoga-Wochenende laufe ich immer noch meist lachend oder zumindest lächelnd durch die Gegend, wie wenn ich eine Glücksdroge verpasst bekommen hätte – kann ich mir wohl auch selbst zuschreiben, da ich mich total auf das Lachen eingelassen habe. Alles ist noch bunter und freundlicher um mich herum geworden, als es ohnehin schon war oder, besser, als ich es zu betrachten versuchte. Das ist wohl der Unterschied!!!! Jetzt ist es einfach so wunderbar, früher bemühte ich mich, es so zu betrachten … Tolle Erkenntnis. Wie lange es wohl anhält – dieses Glücksgefühl??? Ich werde heute sicherheitshalber die Lachyoga-Übungen lauthals wiederholen! HOHO-HAHAHA!!! Petra

Liebe Ellen, das darf ich dir nicht vorenthalten: ich habe ja letzten Sonntag bei deinem Lachyoga-Seminar mitgemacht und heute Nacht zum ersten Mal im Traum gelacht!

Wie´s so im Traum ist, war ich irgendwo mit irgendwelchen Leuten, und wir haben gelacht und gelacht. Am lustigsten war, dass alle wegen meines Lacher so lachen mussten. Der war zwar irgendwie ziemlich lautlos, aber immer von einem lauten Hickser (so wie ein extremes Schnackerl) unterbrochen, und das hat die anderen so aufgeheitert. Dann bin ich aufgewacht und lachend im Bett gelegen. Das war mein erstes Traumlachen, aber ich hoffe nicht mein letztes, da es wirklich zum Schreien war.
Ich wünsch Dir noch einen lustigen Tag. Do.

Liebe Ellen! Das Lachseminar bei dir war für mich eine großartige und eindrucksvolle Erfahrung, die ich persönlich gerne wiederhole und an andere Menschen weitergeben werde. Nach monatelangem theoretischem wissenschaftlichem Arbeiten zum Thema Humor als Ressource in der psychosozialen Arbeit und zur Burnout-Prävention war ich ganz begierig, endlich eine praxisnahe Erfahrung im Bereich Humor und Lachen zu machen!!

Von der ersten Minute an hat mir das Seminar großartigen Spaß gemacht! Ich habe mir mehrmals gedacht: »Bitte, wie soll das gehen, dass ich aus dem Nichts heraus lachen kann? Dass ich mich öffnen kann, dass ich mich da voll einlasse?« Mit solchen Gedanken brauchte ich mich erst gar nicht lange zu beschäftigen. Plötzlich war ich mitten drinnen im Singen, Tanzen und Lachen. Lachen ist ansteckend, und wir haben uns gegenseitig diesen Virus gerne weitergegeben, und viele wunderbare Lacher und Stimmen konnten sich zum Ausdruck bringen. Von Anfang an war für mich keine große Scheu bei den SeminarteilnehmerInnen zu spüren, und das letzte Bisschen an Scham hat sich über den Tag bei den meisten völlig aufgelöst. Dies ist sicher auch auf deine Qualität als Seminarleiterin zurückzuführen. Mit viel Einfühlungsvermögen und großer Wertschätzung hast du uns deine Lebensphilosophie und Haltung zum Lachen vermittelt. Ich habe es sehr gut gefunden, dass du immer wieder kleine theoretische Inputs zum Thema Lachen gegeben hast, jedoch der Schwerpunkt in der persönlichen Erfahrung, die jede/jeder für sich machen kann, liegt.

Es war ein sehr, sehr abwechslungsreiches Programm, und ich kann sagen, es sind wirklich alle meine verschiedenen menschlichen Ebenen belebt worden. Auf emotionaler Ebene habe ich immer wieder empfunden, wie viel Befreiung und Erleichterung Lachen mit sich bringt und die zwischenmenschliche Begegnung erleichtert. Auf geistiger Ebene habe ich mir immer wieder gedacht: Was ich da heute in diesen Stunden erlebe, ist so intensiv, dass damit viele Jahre meines Lebens, wo ich nicht so viel zum Lachen hatte, versöhnt werden.

Und auf körperlicher Ebene habe ich neben viel Entspannung auch am Ende des eindrucksvollen Tages eine wunderbare Müdigkeit empfunden.

Ein unvergessliches Erlebnis, bei dem ich hoffe, dass es in meinem Leben noch weitere Wellenbewegungen geben wird. Und ein ganz herzliches Danke an dich, Ellen. Du bist eine großartige Trainerin, die mit viel Herz, Verstand, Wertschätzung und Einfühlungsvermögen eine außerordentlich wertvolle Ressource vermittelt, um die Achterbahnfahrt des Lebens zu meistern. Auf ein baldiges Wiedersehen. Silvia M.

Hallo, liebe Ellen, nochmals tausend Dank! Gestern wurde ich gefragt ob ich mir etwa zum Geburtstag Botox geschenkt hätte. Ha ha ha, verbring einen Tag mit Ellen, und das Face-lifting ist history, ganz zu schweigen von all den anderen Verbesserungen und der inneren Erleuchtung! Bis zum nächsten Mal, big hug Ann

Liebe Ellen! Der Lachtag war ganz toll mit dir und mit der Gruppe, ich stehe jetzt mit »hahahoho« auf und sitze in der Straßenbahn mit »hahahoho«, und immer wieder zwischendurch fällt mir dieses Lachmantra ein! Es erleichtert mir so den Tag, und die Mundwinkel ziehe ich immer wieder bewusst nach oben, schön brav, wie wir's bei dir gelernt haben!

Ja, das war genau das, was mir schon so lange gefehlt hat, es ist das Lebenselexier, ohne dem ist ein Tag, ist das Leben GAR NIX. Doch mit einem Lächeln und innerer Heiterkeit ist das Leben ALLES. Diese ansteckende Gesundheit ist echt ein Hit, in Gedanken kugle ich mich rein, kugle ich mit meinem ganzen Körper ins Lachen hinein.

Das Schöne ist, dass ich mich, obwohl ich alleine nicht loslache, mich trotzdem heiter und leicht fühle. Danke, liebe Ellen, für dein Dasein, danke dem Dr. Kataria und allen, die sich mit mir zerkugelt haben. Ab ins Smiley-Land, liebe Grüße von A.

Drei weitere Seminarteilnehmer schrieben mir:

Ein Wochenende voller Freude, menschlicher Nähe und Lebenslust – lachen lieben lernen ist leicht!!!!

Die beiden Tage waren für mich Glückseligkeit auf Erden zu erleben. Ich war sehr überrascht, einmal echt so richtig sorglos zu sein!

Für mich waren die beiden Tage der Lachyoga-Fortbildung eine Begegnung mit mir selbst auf eine neue Art! Ich danke herzlichst für diese spielerisch – lachreiche – genussvolle Lerngelegenheit!

Mein Lachen ist viel freier und bewusster, es ist soooo schön! Ich habe es mit dir sehr genossen, und du kannst mir glauben, dass du eine Spur für immer in uns allen hinterlassen hast. Ich danke dir!

Erlebtes und Erlesenes zum Lachen

Die lustigsten Geschichten kann man gar nicht erfinden, die spielen sich tatsächlich im Leben ab.

Im Kaffeehaus
20 Minuten warte ich bereits auf den Kellner, um einen Kaffee zu bestellen. Der Kellner steht hinter der Theke und flötet angeregt in sein Handy. Ich winke ihm mehrmals freundlich zu – keine Reaktion. Also stehe ich auf, lehne mich über die Theke, winke nochmals und bitte ihn um seine Telefonnummer, damit ich bestellen kann.

Es funktioniert – der Kellner lacht, alle rundherum lachen, ich lache, und ich bekomme umgehend von einem freundlich lächelnden Kellner einen Kaffee und seine Telefonnummer. ☺

Schweigetag
Während eines sehr intensiven Seminars, das ich in Italien besuchte, bekamen die TeilnehmerInnen die Aufgabe, einen ganzen Tag lang zu schweigen. Ich unternahm einen Strandspaziergang und kam dabei an vielen Strandcafés vorbei. Die Lust auf einen Cappuccino steigerte sich so, dass ich mir überlegte, wie ich, ohne zu sprechen, Café bestellen könnte? Die Lösung war rasch gefunden. Ich schrieb einfach »Cappuccino bitte« auf einen Zettel und reichte diesen dem Kellner, der ihn auch prompt servierte.

Als ich ein Handzeichen zum Zahlen gab, winkte mir der Kellner ab. Noch ein Versuch – er deutete nein, nein, ich sei eingeladen, und er sah mich voller Mitleid an. Was für ein Missverständnis – er dachte wahrscheinlich, ich könne gar nicht sprechen! Da ich die Spielregeln einhalten wollte, konnte ich es zu diesem Zeitpunkt nicht aufklären. Ich verbeugte mich dankend und setzte meinen Spaziergang lächelnd fort. ☺

Im Restaurant

In einem eleganten Innenstadtrestaurant befinden sich die Toiletten im ersten Stock.

Eine Freitreppe führt hinauf. An diesem Tag will ich auf meine Begleitung einen besonderen Eindruck machen. Als ich die Treppen hinuntergehe, lächle ich ihm von oben zu, werfe meine Haare in den Nacken und schwebe wie eine Diva die Treppen hinunter. Was zur Folge hat, dass ich unten direkt auf den Knien vor meiner Begleitung am Boden lande. Das nenne ich »Hochmut vor dem Fall«! ☺

Selbstbild – Fremdbild

Meine bald 80-jährige Mutter ist sicherlich eine sehr gepflegte Frau. Trotzdem sind die Zeichen der Zeit auch an ihr nicht vorübergegangen. Wir stehen in einer langen Schlange an der Kinokasse, um Karten zu besorgen. Meine Mutter verlangt eine Seniorenkarte mit dem ernsthaften Zusatz: »Wollen Sie meinen Seniorenausweis sehen?«

Ob der Komik dieser absurden Frage entwischt der Kassiererin ein solches Lachen, dass diese minutenlang fast außerstande ist, weitere Karten zu verkaufen.

Das überraschte Gesicht meiner Mutter verursacht einen noch größeren Lachanfall meinerseits. In diesem Augenblick erfasst auch meine Mutter die Situationskomik und bricht in schallendes Gelächter aus.

Hier setzt nun eine Kettenreaktion ein. Langsam bricht die ganze Kinoschlange in Lachen aus. Das Erstaunliche ist wieder einmal geschehen: Sie brauchen gar nicht zu wissen, warum Sie lachen – Sie lachen einfach, weil andere lachen! Sie lachen um des Lachens willen und erleben dabei die Leichtigkeit des Seins.

»Haifischsteak mit Bauernhoffrische«

… stand auf einem Schild in einem Villacher Supermarkt. In diesem Fall kann ich Ihnen die Adresse des Bauernhofs, wo der Hai herkam, nicht verraten. Der Geschäftsführer meinte, es sei ein Betriebsgeheimnis. ☺

In einer Pension auf den Philippinen fand ich folgende Anweisung vor:

Attention pls ……………………

If you are living tomorrow morning please settle your bill a night before.

Counter is open up to 10 pm!

Thanks

Also, an diesem Abend wusste ich natürlich nicht, ob ich am nächsten Morgen noch lebe. Trotzdem habe ich am Vorabend bezahlt. ☺

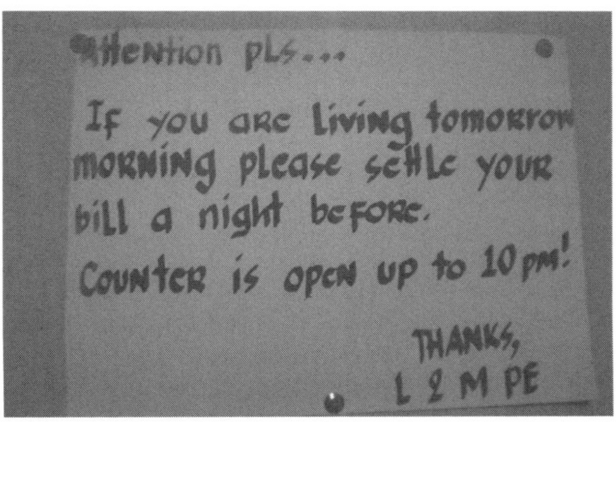

»Familientauschzentrale«
ist auf einem Geschäftsportal in Wien zu lesen. Sollten Sie einmal Ärger mit Ihrer Familie haben, ich gebe Ihnen gerne die Adresse dieser »Zentrale« – vielleicht können Sie ein Familienmitglied eintauschen – bei jedem Tausch gibt es eine Zugabe, die nach Verwandtschaftsgrad gestaffelt ist. ☺

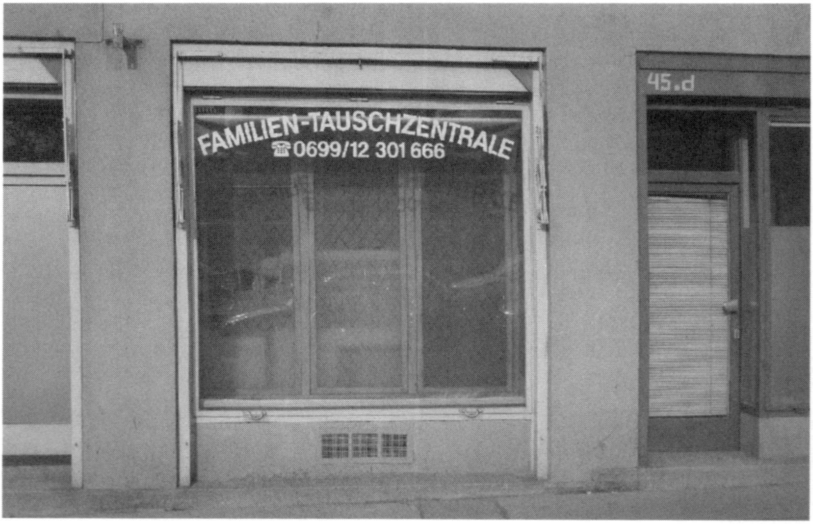

Nichtraunzer-Zone – weniger Raunzen – mehr Chancen
Folgendes wurde in der Tageszeitung »Wirtschaftsblatt« veröffentlicht und in Wien großräumig im Herbst 2002 plakatiert:

»Raunzen ist ungesund: vor allem für die Wirtschaft. Gewöhnen wir uns doch das Raunzen ab: Dann steigt die Stimmung, und damit haben wir die beste Grundlage für den Aufschwung. Erklären Sie mit diesem Kleber Ihr Büro, Ihr Geschäft, Ihre Wohnung oder Ihr Auto zur ***Nichtraunzer-Zone*** *– Sie werden sehen, ohne Raunzen geht´s gleich viel leichter. – Eine Idee der IAA für den Aufschwung. Die Werbung dankt allen Kooperationspartnern.«*

Meine E-Mail an das »Wirtschaftsblatt« mit dem Vorschlag, die Kampagne wie folgt umzuformulieren, ist leider bis heute unbeantwortet geblieben:

»Lachen ist gesund. Auch für die Wirtschaft. ***Gewöhnen wir uns doch das Lachen an:*** *Dann steigt die Stimmung, und damit haben wir die beste Grundlage für den Aufschwung. Erklären Sie mit diesem Kleber, dass in Ihrem Büro, in Ihrem Geschäft, in Ihrer Wohnung oder in Ihrem Auto* ***Lachen erlaubt ist*** *– Sie werden sehen,* ***mit Lachen*** *geht's gleich viel leichter.«*

Auf den Hund gekommen

Edda war eine wunderschöne hellbraune Dogge. Sie hatte etwa die Größe und das Gewicht eines Kalbs. Was sie besonders auszeichnete, war ihre Gutmütigkeit. Ihre rehbraunen treuherzigen Augen und ihre Zutraulichkeit rührten mich jedes Mal, wenn ich ihr begegnete. Eddas Herrchen bat mich, ob ich sie für ein paar Tage betreuen könne, da er dringend auf eine Geschäftsreise musste. Nachdem es sich nur um zwei Tage handeln sollte, sagte ich ja, ohne weiter nachzudenken.

Edda ging sehr brav an der Leine, und wir verstanden uns ausgezeichnet, bis es Abend wurde. Ich wohnte zu der Zeit in einer Garçonniere mit einer Couch, die gleichzeitig mein Bett war. Alles verlief reibungslos bis zu dem Augenblick, als ich aus dem Bad kam und mich in mein Bett legen wollte. Edda lag gemütlich ausgestreckt auf meiner Couch und schlief fest. All meine Bemühungen, sie vom Bett zu scheuchen, verliefen im Sand. Sie sah mich völlig verständnislos an und weigerte sich aufzustehen. Mit Kraft war auch nichts zu machen – sie war einfach zu schwer. Was Eddas Herrchen mir verschwiegen hatte, war, dass Edda gewohnt war, im Bett zu schlafen. Nun war mir klar, warum niemand anderer bereit war, Edda auch nur für kurze Zeit zu betreuen.

Nachdem die Couch eindeutig für zwei zu klein war und ich auch nicht wirklich das Bedürfnis hatte, mit einer Dogge meinen

Schlafplatz zu teilen, blieb mir nichts anderes übrig, als die Rollen zu tauschen. Edda schlief zwei Nächte lang sehr zufrieden mit sich und der Welt in meinem Bett, und ich lag neben ihr am Boden und musste einfach schallend über die absurde Situation lachen. Seitdem ich sozusagen vorübergehend in das Fell eines Hundes geschlüpft bin, hat sich jedenfalls mein Einfühlungsvermögen für ein Hundeleben erweitert. Ansonsten wurde mir klar, dass Hundesitten vielleicht doch nicht ganz meine Sache ist. ☺

Vorsicht – Ansteckungsgefahr!

Während eines meiner Besuche in Kopenhagen gab es zu Ehren Madan Katarias ein großes Abendessen. Mit dabei war ein Team vom ZDF, das gerne die Ansprache Katarias drehen wollte. Er sollte ernsthaft über das Lachen sprechen. Kataria stand auf, sah sich in der Menge um und setzte zum Sprechen an. Ich saß recht nahe bei ihm, wir blickten uns kurz an und fingen gleichzeitig zu lachen an. Je mehr er sich bemühte, seine Rede zu beginnen, desto mehr mussten wir beide lachen. Nun fingen rund herum die Menschen zu lachen an, bis schließlich der Saal vor Lachen bebte. Die Menschen bogen sich schier vor Lachen. Das Lachen schien gar nicht mehr aufzuhören. Jedes Mal, wenn ich Kataria ansah, ging es wieder los. Schließlich wurde ich vom Veranstalter gebeten, den Saal zu verlassen, damit Kataria seine Rede halten könne. So viel zur Ansteckungsgefahr von Lachen. Offen gesagt war es zu diesem Zeitpunkt nicht mehr der Rede wert, über das Lachen auch noch zu sprechen, und das ZDF hatte sicher ein sehr authentisches Material für den Beitrag!

ABC des Lachens –
Vom Lach-**A**nfall bis zum Lach-**Z**entrum

»Vielleicht ist das Lachen eine der größten Erfindungen Gottes!«

Ephraim Kishon

Im folgenden Kapitel finden Sie allerlei Amüsantes und Interessantes. Es ist eine kleine Lach-Fibel mit Informationen und weiteren Erfahrungen, die ich rund ums Lachen gemacht habe.

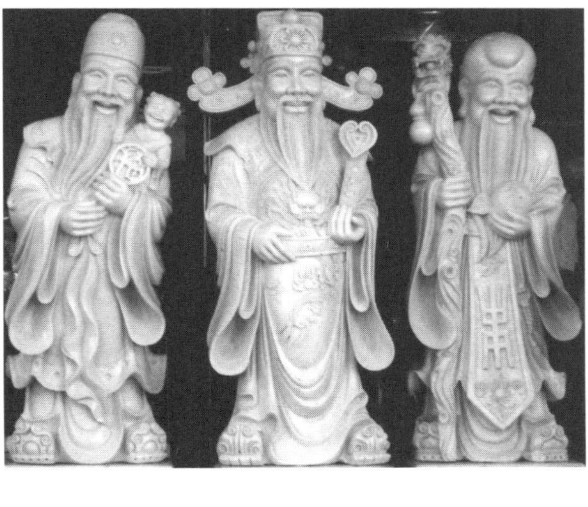

Lach-Aktion

U-Bahn-Gelächter

Um zu beweisen, dass Lachen ansteckend ist, habe ich vor einigen Jahren mit Freunden ein U-Bahn-Gelächter angezettelt. Ich stieg zur Hauptverkehrszeit in die U-Bahn, setzte mich mit einem Buch hin und fing in der vollen U-Bahn laut zu lachen an.

Zu Beginn haben einige Leute einfach peinlich betreten weggesehen. Als ich allerdings weiter vor mich hin lachte, sahen mich immer mehr Menschen an und begannen selbst zu schmunzeln, einige kicherten vor sich hin und andere begannen tatsächlich zu lachen. Das Lachen steigerte sich und schien von einer Person zur anderen überzuspringen. Am meisten lachten die Kinder und freuten sich sichtlich über die plötzlich entstandene Heiterkeit in der U-Bahn. Einige fragten, warum ich so lache, und ich erwiderte, dass ich ohne Grund lache – einfach um des Lachens willen. Das erzeugte noch mehr Lachen ☺ Der U-Bahn-Waggon war tatsächlich mit Lachen gefüllt. Es gab nur wenige wirklich »Lach-Resistente«, die allerdings die anderen und mich natürlich auch durch ihre finsteren Mienen noch mehr zum Lachen brachten.

Einer Freundin von mir, die daran teilgenommen hat, wurde während dieser »Lach-Aktion« die Brieftasche gestohlen. Als sie es im Nachhinein bemerkte, reagierte sie ungewöhnlich gelassen und meinte, das viele Lachen hat sie derart befreit, dass ihr die Relativität dieses Verlusts und die Unabänderlichkeit des Geschehens so bewusst sei, dass sie nur mehr darüber lachen könne.

Lach-Analyse

Wussten Sie, dass jedes Lachen so individuell wie ein Fingerabdruck ist? Geht es Ihnen auch oft so, dass Sie an Ihrem Lachen erkannt werden?

Computerexperten der australischen Monash-Universität haben nun diese Tatsache für eine neue Softwareentwicklung genutzt:

Sobald der Computer ein Lachen eines bestimmten Menschen wahrnimmt, wird ein automatisches Einloggen ermöglicht. Dies berichtet das »New Scientist Journal«. Reagieren soll dabei jener Computer, der dem Lachen am nächsten ist. Ziel ist ein einfacheres Einloggen in vernetzte Computer.

Lach-**A**nfall

Ein herzhafter Lachanfall löst vergleichbare Gefühle wie Kokain aus, ist jedoch erheblich gesünder. Amerikanische Wissenschaftler konnten feststellen, dass Lachen dieselben Hirnregionen wie Kokain anregt.

Besonders lang andauernde und heftige Lachanfälle wurden von dem Forscher Colin Turnbull bei den Pygmäen in Zentralafrika beobachtet. Diese zerkugeln sich völlig ungeniert vor Lachen gemeinsam am Boden. Es ist ihnen nicht im Geringsten peinlich, ihren Gefühlen freien Lauf zu lassen.

Nachdem beim Lachen Angst und Hemmungen abgebaut werden, sind ähnliche Effekte bei Lachseminaren zu verzeichnen. ☺

Lach-**A**ngst/Gelotophobie (»Pinocchio-Syndrom«)

Lach-Angst ist die Angst ausgelacht zu werden. Diese Angst entsteht durch unangenehme Erfahrungen in der Kindheit oder Pubertät sowie beispielsweise bei Mobbing.

Mehr dazu und was Sie dagegen tun können, finden Sie in dem Buch »Die heilende Kraft des Lachens« von Michael Titze.

Lach-**A**nker

Ein Lach-Anker ist ein Stichwort oder eine Handbewegung, die Sie einer lustigen Situation, die Sie erlebt haben, geben, um diese auch im Gedächtnis fest zu verankern. Mit dem Lach-Anker können Sie diese Erinnerung dann jederzeit wieder abrufen. Insbesondere dann, wenn Ihnen weniger zum Lachen zumute ist – als Hilfe zur Lachhilfe.

Lach-Artikel

Lachsäcke, Lachspiegel, Trauerspiegel, Smileys ☺ in jeder Variation, Zauber- und Scherzartikel, Bücher zum Lachen, Lach-Videos, Seifenblasen, Luftballons. Wenn Sie Ihre Aufmerksamkeit auf lustige Dinge richten, werden Sie Sachen entdecken, die Sie zuvor gar nicht bemerkt haben. Stöbern Sie in Spielwarengeschäften, Papiergeschäften, im Faschingszubehör, auf Autobahnraststätten. Es macht einfach Spaß und erinnert an die Kindheit, wo Spielen und Scherzen ganz selbstverständlich waren.

Lach-Attraktion

Schon Anton Tschechow meinte, dass sich Frauen am liebsten an jene Männer erinnern, mit denen sie lachen konnten.

Eine Umfrage des GEWIS-Instituts zum Thema »Was Männer an Frauen lieben« hat ergeben, dass 71 Prozent der Männer es am wichtigsten finden, dass sie gern lachen. Männer empfinden lachende Frauen als besonders attraktiv. Also, wer lacht, gewinnt Herzen!

Lachen wirkt auch wie ein Aphrodisiakum, denn es stimuliert den tiefen Bauch- und Beckenraum durch rhythmische Bewegung. Der Therapeut Roland Kachler nennt Lachen einen »sozialen Orgasmus«, weil Lachen ähnlich dem Orgasmus lösende und befriedigende Wirkung hat.

Die Schweizer Sexualtherapeutin Christina Casanova Waser ist der Meinung, dass Lachen und Sexualität zusammengehören: »Lachen und Orgasmus haben mit Lust und Freude zu tun.«

Lach-Auslöser

Es gibt unzählige Möglichkeiten – hier ein paar Varianten.

Fröhlichkeit und Lachen können auf der kognitiven Ebene ausgelöst werden, wie zum Beispiel durch einen Witz, auf der emotionalen, wenn wir uns über etwas freuen, sowie auf der motorischen Ebene, wie es bei Lachyoga der Fall ist.

Oft lachen wir über Inkongruenz, also über Dinge, die anders verlaufen als erwartet.

Das ist häufig bei Witzen der Fall. Überraschungen und Pannen können ebenfalls Gelächter hervorrufen.

Eine weitere Möglichkeit ist Kitzeln. Es ist etwas sehr Intimes, und ich denke, nur zulässig, wenn überhaupt, bei Menschen, die sich nahestehen.

Der amerikanische Psychologe und Neurowissenschaftler Robert Provine stellte fest, dass Menschen nur in 20 Prozent aller Fälle über etwas Lustiges lachen. Größtenteils lachen sie über ganz banale Dinge. Das Wenigste ist wirklich komisch.

Worüber lachen Sie am meisten?

Eine in der Zeitschrift »Freundin« veröffentlichte Umfrage ergab, dass 34,4 Prozent der Frauen im Alter bis 35 Jahre am liebsten mit ihrer besten Freundin lachen. 33,7 Prozent lachen am liebsten mit dem Partner, 17,8 Prozent mit den Kindern.

Lach-**B**ewegung

Begründer der internationalen Lach-Bewegung sind Dr. Madan Kataria und seine Frau Madhuri. Die Lach-Bewegung möchte mehr Bewusstsein für ein friedliches und harmonisches Miteinander schaffen sowie Gesundheit durch Lachen erhalten und fördern.

Lach-**B**lues

Einer der köstlichsten Lach-Nummern überhaupt ist der Lach-Blues von Kasper Fischer.

Auf diese Weise haben Sie sicher noch keinen Blues gehört! Er wird nicht gesungen, sondern gelacht!

Lach-**B**otschaft

Folgendes Zitat von Ralph Waldo Emerson enthält für mich die Botschaft und Philosophie des Lachens:
»Oft und viel lachen; die Achtung intelligenter Menschen und die Zuneigung von Kindern gewinnen; die Anerkennung aufrichtiger Kritiker verdienen und den Verrat falscher Freunde ertragen; Schönheit bewundern, in anderen das Beste finden; die Welt ein wenig besser verlassen, ob durch ein Kind, ein Stückchen Garten; wissen, dass wenigstens das Leben eines anderen Menschen leichter war, weil du gelebt hast. Das bedeutet, nicht umsonst gelebt zu haben.«

Lach-**B**räuche

Bis in die Mitte des 19. Jahrhunderts gab es das »Risus Pascalis«, das **Osterlachen** als festen Bestandteil der Predigten in den Ostergottesdiensten. Am Ostersonntag war es die Aufgabe des Pfarrers, die Gemeinde nach der Fastenzeit wieder zum Lachen zu bringen, die düsteren Gemüter in festliche, heitere Stimmung zu versetzen, weil der Tod zu Ostern besiegt wurde – Grund genug für alle Christen, in ein befreites Osterlachen auszubrechen.

Im Amazonas gibt es ein Naturvolk, die Zo'é, das ganz im Einklang mit der Natur, ohne Streit und Hader, also in perfekter Harmonie lebt. Sollte es doch einmal zu Spannungen kommen, werden die Protagonisten (ohne Aggression) am Boden festgehalten. Um den Konflikt im Keim zu ersticken und in Lachen aufzulösen, werden sie dann von einer Frau am Bauch gekitzelt.

Lach-**CD**

Lachmeditationen vom Berliner **L**ach-**C**hor – eine CD, mit der Sie schmunzelnd entspannen, sich heiter stimmen oder sich zu Lachorgien hinreißen lassen können. Im Netz zu finden unter www.lach-meditationen.de.

Lach-Chor

Tom Draeger, ehemals Filmproduzent und Regisseur beim ZDF, gründete im Februar 2001 in Berlin den ersten Lachchor der Welt namens »krumm & schief«.

Erinnern Sie sich an die »Claqueure«, die im Theater die Leute zum Klatschen animieren sollten? Heute gibt es stattdessen »Lach-Chöre«, die vor allem in amerikanischen Fernsehserien eingesetzt werden, was natürlich auch Geschmackssache ist. Nachdem Lachen hoch ansteckend ist, liegt die Vermutung nahe, dass hier mit diesem Effekt gerechnet wird und nicht, um dem Publikum zu signalisieren, wann gelacht werden soll. ☺

Lach-Club

Der erste Lachclub wurde im März 1995 in Mumbai (Bombay) von Dr. Madan Kataria gegründet. Kataria ist Gründer und Präsident des Laughter Club International, einer wachsenden internationalen Bewegung, deren Zielsetzung es ist, Gesundheit zu fördern und zu erhalten sowie ein friedliches und harmonisches Miteinander durch Lachen zu erlangen. Mittlerweile spannt sich dieses Lachnetzwerk über die ganze Erde. Es gibt mehr als 6000 Lachclubs in 60 Ländern der Welt. In Indien treffen sich Lachclubmitglieder einmal am Tag in zahlreichen Parks, um gemeinsam zu lachen. In nahezu allen Großstädten der Welt gibt es bereits Lachclubs, wo Sie mit Gleichgesinnten lachen können.

Internationale Lachclubs finden Sie unter:
www.laughteryoga.org, Lachclubs im deutschen Sprachraum unter www.lachclub.info.

Lach-**C**oach

Lach-Coach ist eine fachspezifisch ausgebildete Person, die Sie in Einzelarbeit unterstützt, Ihr Lachpotenzial zu fördern, beziehungsweise die Ihnen mit Lachen und Humor hilft, mit schwierigen beruflichen oder privaten Situationen umgehen zu können.

Lach-**D**auer

Untersuchungen haben ergeben, dass ein durchschnittlicher Lachanfall etwa sechs Sekunden andauert. Meine Erfahrung zeigt, dass dies mit gezielten Lach-Übungen auf bis zu 20 Minuten verlängert werden kann!

Lach-**D**iät

Am 13. April 2005 war Folgendes in der Tageszeitung »Der Standard« zu lesen: *»Neuer Trend in den USA: Lachclubs sollen beim Abnehmen helfen. Eine neue Idee für den Kampf gegen die überschüssigen Kilos kommt aus den USA, wo zwei Drittel der Bevölkerung übergewichtig sind und ein Drittel gar fettsüchtig ist. Statt der üblichen Empfehlungen wie konsequente Diät und mehr Bewegung soll lediglich ein Training der Lachmuskeln durch intensives Lachen das Übergewicht reduzieren helfen. Die Anhänger der Lachtherapie schwören, dass mit viel und herzhaftem Lachen bis zu zehnmal täglich die Kilos nur so purzeln.«*

Möglicherweise verändert man auch einfach durch Lachen die Einstellung zum Gewicht.

Die Ernährung umzustellen und lachend mehr Bewegung ins Leben zu integrieren, ist sicherlich auch zielführend. ☺

Lach-**D**oktor

Dr. Madan Kataria, Entwickler von Lachyoga, wird der Lach-Doktor und gelegentlich auch »Giggling Guru« genannt. Seine Idee des »Lachens ohne Grund« verbreitet sich mit zunehmender Geschwindigkeit um den gesamten Globus.

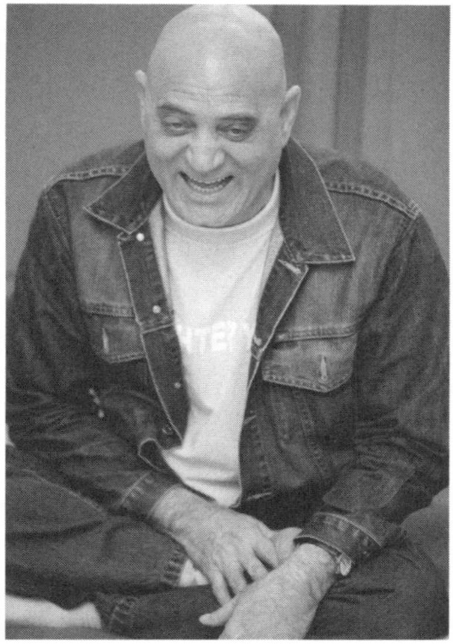

Lach-**D**ynamik

In einer Gruppe lacht man 30-mal mehr als alleine. Gemeinsames Lachen verbindet, schafft Nähe und Vertrauen.

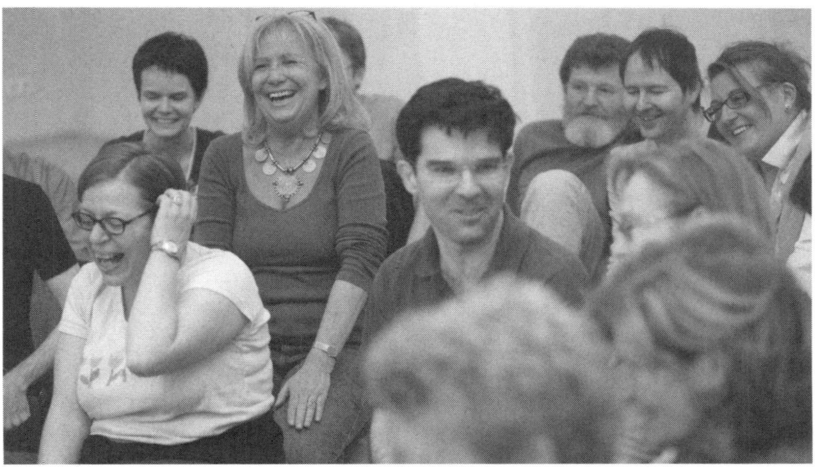

Lach-**E**pidemie

In seinem Buch »Lachen und Leiden« beschreibt Raymond Moody eine bemerkenswerte Lach-Epidemie, die 1962 in Tansania über 1000 Menschen erfasste. Die ersten Symptome traten bei jungen Mädchen in einem Internat auf. Die Mädchen wurden von unbezwingbaren Kicheranfällen erfasst. Das Lachen griff bald auf alle Schülerinnen über, bis die Schule den Unterricht einstellen musste. Dennoch breitete sich die Epidemie weiter in Schulen Zentralafrikas aus und ebbte erst nach sechs Monaten ab. Betroffen waren hauptsächlich junge Mädchen und Buben. Kurzfristig trat die Lach-Krankheit noch einmal 1977 bei jungen Mädchen einer Mädchenschule auf. Die Ursache des Ausbruchs dieser Epidemie ist bis heute unklar. Schließlich kam man überein, es sei eine Massen- oder Gruppenhysterie gewesen.

Lach-**E**rfolg

Ein Pinguin geht in eine Bar und fragt den Barkeeper: »Haben Sie meinen Bruder gesehen?« Der Barkeeper: »Wie sieht er denn aus?«
Haben Sie jetzt gelacht? Wenn ja – war es ein Lach-Erfolg.

Lach-**F**alten

»Lieber Runzeln, als nie zu schmunzeln.«
Zitat meiner besten Freundin ☺ Claudia Pöchlauer ☺

Lach-**F**arbe

Gelb ist die Farbe des Lachens – gelb wie die Sonne, die den Tag erhellt. Wir sprechen bei freundlichen, fröhlichen Menschen auch von einem sonnigen Gemüt. Gelb ist eine Farbe des Vergnügens und der Freude. Man verbindet Gelb mit fröhlich, heiter, lustig, freudig. Gelb symbolisiert auch das fröhliche Zusammensein von Menschen, Kommunikation und Freude am Leben.

Im Ayurveda ist **Orange** die Farbe der Lebensfreude. Sie steht für Tanz, Musik und Feste; für Fröhlichkeit, Reichtum und Zuversicht.

Rot ist die Farbe der intensiven Freude.

Lach-**F**este

Zu Ehren der Göttin Niutsuhime (auch Ama-no-Uzume – Göttin des Tanzes und des Frohsinns) wird in einem japanischen Dorf jährlich das Lach-Fest zur Freude der Göttin und der Menschen gefeiert. »Wenn die Göttin Niutsuhime lacht, wird alles gut.« (Mythos über die Rückkehr von Licht und Leben auf der Erde)

Auch die Inuit (Eskimos) und die Purepecha-Indianer in Mexiko kennen Lach-Rituale, mit denen Gottheiten oder Naturerscheinungen verehrt werden. Die Menschen merkten einfach, dass das Lachen ihnen gut tat, dass sie seltener krank und ihr Leben dadurch leichter wurde. Deswegen erfanden sie Rituale, um auch dann lachen zu können, wenn es eigentlich keinen Grund dafür gab.

Für die Indianer soll das erste Lachen eines Kindes ein Festtag und Anlass zum Feiern sein.

Am 28. September ist das Fest der Göttin Baubo. Sie ist die griechische Göttin des zügellosen, enthusiastischen Lachens. An diesem Tag sollten wir ihr zu Ehren so viele Menschen wie möglich zum Lachen bringen, denn Lachen befreit und gibt ein gutes Gefühl, es wirkt ansteckend und lockert die Hektik des Lebens auf.

Laut Archäologin Marija Gimbutas ist Baubo die Verkörperung einer wichtigen, aber eher unbekannten Gottheit, die die menschliche Seele seit Jahrtausenden berührt.

Eine Statue der Göttin Baubo steht an einem Kraftplatz in Schwaz in Tirol.

Lach-**Fi**lme
(die auch die Ernsthaftigkeit eines heiteren Themas aufzeigen)

Patch Adams
Der Film zum Lachen und Weinen mit Robin Williams als Patch Adams, der Arzt, Clown und Begründer der CliniClowns, ist die berührende Geschichte über das Leben von Patch Adams und die Heilungskraft von Humor.

Modern Times (Erstaufführung 1936)
Die gesellschaftskritische Tragikomödie mit ironischer Schärfe, Bildwitz und Galgenhumor ist ein Stummfilm-Meisterwerk von und mit Charlie Chaplin, das einerseits zum Lachen anregt, andererseits berührt, erschüttert und mahnt. Die berührende Filmmelodie aus Modern Times »Smile« wurde von Charlie Chaplin selbst komponiert und von Nat King Cole aufgenommen.

Smile tho' your heart is aching,
smile even tho' it's breaking.
When there are clouds in the sky
you'll get by,
if you smile.
Thro' your fear and sorrow,
smile and maybe tomorrow,
you'll see the sun come shining thro' for you …

You'll find that life is still worth-while
if you just smile.

Das Leben ist schön
von und mit Roberto Benigni ist eine Tragikomödie aus dem Jahr 1997 und ein bemerkenswertes Beispiel für Lachen als Überlebenshilfe. In diesem erschütternden Film, der gleichzeitig zum Lachen und Weinen ist, schildert Benigni, wie ein Mann das Le-

ben seines Sohnes im KZ durch Humor, Lachen, Liebe und Fantasie rettet.

Mary Poppins
Dieses Filmmusical nach Pamela L. Travers' Kindergeschichte wurde mit fünf Oscars prämiert. Ein herzerfrischender Film mit dem Onkel Albert, der so gerne lacht. Er lacht so sehr, dass er an der Decke schwebt, was den Zusehern auch passieren könnte. ☺

Walt Disneys Verfilmung mit Julie Andrews und Dick van Dyke stammt aus dem Jahr 1964.

Im Film gibt es eine wunderbare Szene, in der Onkel Albert unter der Zimmerdecke schwebt und singt:

Ich lach so gern´ – hahahaha,
lang und laut und klar – haha.
Ich lach so gern – hahahaha.
Es steigert sich mit jedem Jahr – haha.
Je mehr ich lach – hahahaha,
je froher werde ich!

Lach-**F**orschung

Die Gelotologie, die Lachforschung, ist ein ernst zu nehmendes Forschungsgebiet. Weltweit beschäftigen sich Biologen, Neurologen, Psychologen, Verhaltensforscher und Philosophen damit.

Gelophil nennt man Menschen, die viel lachen. Sind Sie gelophil? Wenn ja – gratuliere ich Ihnen von Herzen! Sie tun tatsächlich etwas für Ihre Gesundheit! Nutzen Sie jede Gelegenheit zum Lachen. Egal ob mit oder ohne Grund – Hauptsache, Sie lachen. Gelophilie ist die Liebe zum Lachen.

Lach-**F**requenz

Untersuchungen haben ergeben, dass die Menschen vor 40 Jahren dreimal so viel lachten wie heute. Kinder lachen bis zu 400-mal am Tag, Erwachsene nur mehr 15-mal.

Die Portugiesen lachen im Tagesdurchschnitt 18 Minuten, in Deutschland wird im Schnitt sechs Minuten gelacht, in Österreich angeblich gar nur mehr drei Minuten?!

Wie oft lachen Sie am Tag?

Der Berliner Sprachwissenschaftler Walter Dreher hat festgestellt, dass Frauen doppelt so häufig lachen wie Männer. Vielleicht werden deshalb die Frauen auch durchschnittlich erheblich älter als die Männer.

Also bitte, Männer, lacht mehr – wir wollen gemeinsam alt werden!

Lach-**G**as

Der Zahnarzt Horace Wells beobachtete zufällig während einer Vergnügungsveranstaltung auf einem Jahrmarkt in Hartford, Connecticut, wie Lachgas als Schmerzstiller eingesetzt wurde. Im Jahr 1844 verwendete er Lachgas erstmals als Narkosemittel bei Zahnextraktionen. Lachgas erzeugt leichte Euphorie sowie Zwerchfellkrämpfe, die sich wie Lachen anhören. Lachgas dämpft das Schmerzempfinden. Es führt zu Benebelung und gehobener Stimmung. Man unterscheidet zwischen medizinischem und technischem Lachgas. In der Nahrungsmitteltechnik wird Lachgas auch als Treibmittel zum Aufschäumen von Schlagrahm verwendet.

Lach-**G**ebühr

Wenn Sie ein Kabarett oder Theater besuchen, zahlen Sie Eintritt, und wenn Sie ein Lachseminar besuchen, gibt es einen Seminarbeitrag oder auch Lach-Beitrag beziehungsweise Lach-Gebühr. Natürlich kann auch mit Lach-Beitrag ein Beitrag zum Lachen gemeint sein.

Was meinte Saint-Exupéry? *»Die Sprache ist die Quelle aller Missverständnisse.«* ☺

Lach-Gedicht

Dieses Lach-Gedicht stammt aus Hans Dieter Mairingers köstlichem Buch »Paradies & Paradas«:

Lachen
Mensch, das Lachen ist gesund,
Lache mit und ohne Grund,
Dieses Schütteln, Beugen, Winden,
Fördert, Mensch, dein Wohlbefinden,
Ohne Arzt und ohne Pille,
Ohn' Rezept und ohn' Promille,
Nur durch's Lachen, spesenfrei,
Lachen, das ist Zauberei.

Kinder lachen gern von Herzen,
Sind gern fröhlich, tun gern scherzen.
Werden sie dann etwas älter,
Werden sie auch kalt und kälter,
Lachen wenig, schauen z'wider,
Singen selten frohe Lieder,
Sind nur ernst mit strenger Miene
Wie vor einer Guillotine.

Ach, wo bleibt das Lachen nur,
Dieser Zauber der Natur?
Mensch, besinn dich, lache, lach,
Lass links liegen Weh und Ach,
Fletsche heiter deine Zähne,
Lach die süße Lacherträne,
Krümm dich, schüttle dich vor Lachen,
Wie das nur die Lacher machen,
Und vergiss des Lebens Sorgen,
Froh zu sein beginn am Morgen,
Und dann weiter, weiter, weiter,
Sei nichts anderes als nur heiter,

Lach in allen Lebenslagen,
Lass dein Jammern, lass dein Klagen,
So bist du wie Sonnenschein,
So wie funkelnd heller Wein,
Der die Herzen all erfreut,
Ohne Arzt und ohn´Therapeut.

Und wenn dann zum Schluss am Ende
Bruder Tod nimmt deine Hände,
Lach ihm fröhlich ins Gesicht,
Noch bevor Dein Herze bricht.
So beende froh die Zeit
Auf dem Weg zur Ewigkeit.
Dort gibt's nichts als heitres Lachen,
Keine finstern, ernsten Sachen.
Und wer's hier schon gut trainiert,
Kann es dort auch garantiert.

Lach-**G**eschichte

Hier eine Geschichte von meinem Sohn Tobias, die er im Alter von zwölf Jahren geschrieben hat. Danke, Tobias, dass ich sie veröffentlichen darf, und somit viele Menschen hoffentlich genauso herzlich darüber lachen können wie ich. ☺

Tafelspitz
Wer liebt sie nicht, die deftige unverfälschte Wiener Küche, wie sie schon zu Zeiten Maria Theresias in der alten Monarchie entstanden ist und noch heute in einigen Wirtshäusern auf den Tisch kommt? Welcher Tourist, der auf einer seiner Reisen durch die alte Kaiserstadt kommt, lässt sich den Genuss von Sachertorte, Tafelspitz, Palatschinken, Apfelstrudel und vielen weiteren Köstlichkeiten schon entgehen? Ich kenne niemanden, der beim Anblick eines Tafelspitzes mit Erdäpfelschmarren und Spinat nicht schwach

geworden wäre, und so mancher Vegetarier soll deswegen in Wien eine Ausnahme von der Regel gemacht haben, nur um in den Genuss dieses Stücks österreichischer Kultur zu kommen.

Kein Wunder also, dass die Wiener, was ihr Essen betrifft (und auch sonst noch in einigen für die Stadt typischen Dingen) einen schon fast an Arroganz grenzenden Stolz entwickelt haben, der vor allem für Fremde, die nicht des Deutschen und vor allem des Wienerischen – was fast eine eigene Sprache für sich ist und nur von sehr wenigen Wienern wirklich perfekt gesprochen wird – mächtig sind, besonders deutlich merkbar wird, namentlich, wenn sie die viel gerühmte Wiener Küche verkosten wollen. Kritik sollte man nach einem solchen Essen vermeiden und auf keinen Fall in Anwesenheit des Wirten äußern, auch wenn dieser noch so besorgt und scheinbar freundlich fragt, ob es den Gästen auch wirklich geschmeckt hat. Denn diese Höflichkeitsfloskel ist, darin kann man sicher sein, nur vorgetäuscht und erlaubt keinerlei Widerspruch. Wagt man es dennoch, an der Qualität der Speisen etwas auszusetzen zu haben, sollte man das Gasthaus in den nächsten Jahren nicht mehr beehren, will man nicht Gefahr laufen, vom Wirten eigenhändig hinausgeworfen zu werden.

Die sicherste Methode, sich in einem »Wiener Beisl« Feinde zu schaffen, ist, den Namen eines Wiener Gerichts falsch auszusprechen oder sich gar zu erdreisten zu fragen, um was es sich bei besagter Speise handle. Wenn man dem Wirt dann noch Tipps gibt, wie man dieses Essen noch verbessern könnte, hat man den armen Mann endgültig in seiner Ehre gekränkt, und er wird nicht eher ruhen, bis das gerächt beziehungsweise der Gast aus dem Lokal geschmissen ist. Diesen Stolz des Wieners kann man sich als Eingeweihter auch zunutze machen. Wenn man nur weiß, wo man zupacken muss, kann das höchst amüsant sein und obendrein noch eine Menge Geld sparen. Zum Beispiel ist es mit dem nötigen Fachwissen kein Problem, zu einem Gratisessen zu kommen, wenn man dabei ein paar blaue Flecken und wüste Beschimpfungen riskiert.

Am besten lässt sich das am Beispiel des Tafelspitzes veranschaulichen, der seit jeher der Stolz jedes Wiener Wirtshauses ist, der König des Rindfleischs, und nirgends so gekonnt zubereitet wird wie in Wien. Befällt einen nun wieder einmal die Lust nach einem ebensolchen, hat man zwei Möglichkeiten: Entweder geht man einfach in das Lokal seiner Wahl, bestellt das gute Stück und bezahlt nachher ein kleines Vermögen für den Genuss (denn auch die Wirte wissen ob der Qualität und der Nachfrage Bescheid und gestalten ihre Preise dementsprechend), oder – und das ist die eindeutig billigere Methode – man macht sich eben oben genannten Stolz zunutze und spielt der Wiener Eitelkeit einen kleinen Streich.

Die beste Zeit dafür ist der frühe Abend, wenn die Wirtshäuser noch nicht sehr voll sind, das heißt, dass man noch eine größere Auswahl an Tischen hat. Kommt man allein, so sollte der Tisch, den man alsdann wählt, mindestens Platz für sechs Personen bieten, je mehr, desto besser, versteht sich. Kaum hat man sich niedergelassen, blickt man nervös auf die Uhr und beobachtet den Kellner. Wenn dieser gerade mit einem anderen Tisch sehr beschäftigt zu sein scheint, ruft man ungeduldig nach ihm, und nachdem nach zwei Sekunden noch keine Reaktion eingetreten ist, noch einmal. Wenn dieser nun schnurstracks an einem vorbeirennt und erst nach abermaligem Zurufen sich langsam in Bewegung setzt, ist der erste Schritt geschafft. Nun hat man den Kellner verärgert, denn nichts hasst der Wiener mehr als Ungeduld. Tritt er nun dennoch sichtlich widerwillig an den Tisch, begrüßt man ihn am besten mit einem unfreundlichen »Guten Tag«. Dies wird nun erfahrungsgemäß mit einem überdurchschnittlich deutlichen »Grüß Gott« beantwortet, wobei einen schon der Klang der Stimme erschauern lässt.

Man verlangt sodann das Getränk, bei dem man sich am sichersten ist, es nicht zu bekommen, und reagiert sichtlich verärgert auf die geheuchelte Bedauerung des Obers, dieses führen sie nicht. Nun kann man nach Lust und Laune wählen, und sobald man dies getan hat, verlangt man die Speisekarte. Ist sie gebracht, hofft man, vom

Ober beobachtet zu werden, und zieht während des Lesens die Stirn immer mehr in Falten, bis man sie schließlich geräuschvoll zuklappt und ihn wieder zum Tisch beordert. »Einen …«, und an dieser Stelle hält man inne, greift erneut zur Speisekarte, blättert sie hastig durch und beginnt dann noch einmal »Einen Tafelspitz«. Der Ober reißt einem die Karte aus der Hand und eilt zur Küche, um die Bestellung aufzugeben. Nun müssten sich bald erste Anzeichen des Erfolgs bemerkbar machen. Hat man bisher gut gespielt, bekommt man nach etwa 20 Minuten einen dampfenden Teller auf den Tisch geknallt, und geschieht dies, ohne dass ein »Guten Appetit« oder Ähnliches folgt, so hat man es schon so gut wie geschafft.

Sobald man dieses köstliche Mahl beendet hat und der Ober erschienen ist, darf man erst gar nicht auf das übliche »Hat's geschmeckt?« warten, sondern gleich beginnen: »Also, schlecht war's ja nicht, aber das war nie ein Spitz. Ein Dackel vielleicht, aber kein Spitz. Wissen Sie, ich weiß, wie Spitz schmeckt, in Berlin, da verstehen sie was vom Kochen, und da habe ich einmal einen Spitz gegessen, ich sage Ihnen, einfach köstlich.« Spätestens hier wird man unterbrochen: »Sie san aber net aus Wien?« – »Nein, aber ist wirklich ein hübsches Städtchen.« Der Ober, obwohl er vor Wut ob des Titels »hübsches Städtchen« kocht, fährt ungehindert fort: »Wissen S' überhaupt, was a Tafelspitz is? Des is a Rind, ka Hund.« – »Also, das ist ja wohl das Größte«, fährt man fort. »Rindfleisch als Hund auszugeben, ich will mit Ihrem Geschäftsführer sprechen.« – »Aber na, Sie verstehn net.« Der Kellner ist verzweifelt. »A Tafelspitz is a Rindfleisch.« – »Und warum schreiben Sie's dann als Hund an?« Der Kellner läuft rot an. »Aber …«, er bricht ab und will sich schon umdrehen, um den hoffnungslosen Gast alleine zu lassen. »Und der ›Erdäpfelschmarren‹ war höchstens erdig, aber mit Äpfeln hat das nichts zu tun. Wenn ich Ihnen einen Tipp geben darf, versuchen Sie mal Kartoffel dazu.«

Wer dann noch unversehrt an seinem Tisch sitzt und nicht vom Kellner unter Androhung körperlicher Gewalt und mit Verzicht auf das Bezahlen der Rechnung des Lokals verwiesen wurde, dem bleibt nur mehr ein Hoffnungsschimmer. »Herr Ober«, ruft man dem kurz vorm Nervenzusammenbruch Stehenden nach, »Herr Ober, bringen Sie mir einmal Pfannkuchen!«

Lach-**G**esetze

Meldung in der österreichischen Tageszeitung »Der Standard« vom 29. November 2005:

»Lachen verboten: Pässe mit digitalem Foto. Ab Frühsommer 2006 sollen auch Österreicher mit digitalen Reisedokumenten verreisen können. Der Gesichtsausdruck muss ›neutral‹ sein; lachen oder ein finsteres Gesicht sind verboten.«

In den »Kuriosesten Gesetzen der Welt« kann man Folgendes lesen: In Pocatello, Idaho, darf eine Person sich in der Öffentlichkeit nicht ohne Lächeln im Gesicht zeigen. Das sollten wir in Wien auch einführen. Derzeit gibt es überall Ankündigungen für Kabarettvorstellungen mit »Wien lacht«. Da scheint mir ein »Wiener Gesetz des Lächelns« auch angebracht. ☺ In allen öffentlichen Gebäuden und Ämtern könnte Folgendes stehen: »Bitte beim Eintreten lächeln.«

In Alabama besagt ein Gesetz, dass in der Kirche keine Bartattrappe getragen werden darf, weil das zu unerwünschter Heiterkeit führen könnte.

In Tombstone, Arizona, ist es Männern und Frauen ab dem 18. Lebensjahr mit mehr als einer sichtbaren Zahnlücke verboten zu lächeln.

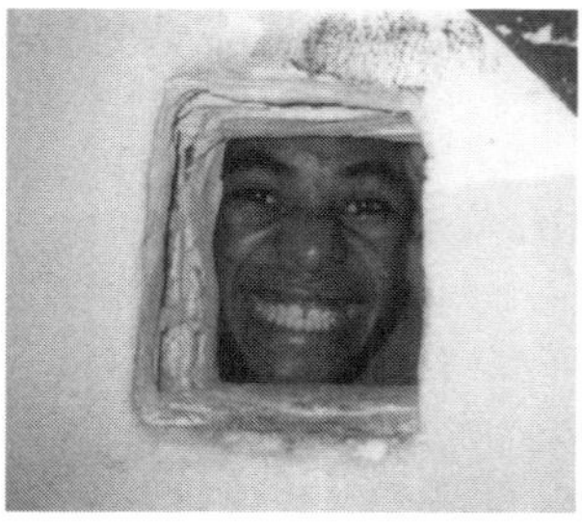

Lach-**G**esicht

Der weltweit bekannte Smiley ☺ wurde 1963 vom Werbegrafiker Harvey Ball erfunden. Auftraggeber war eine amerikanische Versicherungsgesellschaft, die mit den Anstecknadeln das Betriebsklima verbessern wollte. Harvey Ball erhielt für den Entwurf 45 Dollar. Er verabsäumte, das Zeichen rechtlich zu sichern.

Jeweils am ersten Freitag im Oktober findet der World Smile Day® unter dem Motto »Tun Sie etwas Nettes und helfen Sie jemandem zu lächeln« statt. Der Welt-Lächel-Tag wurde von Harvey Ball ins Leben gerufen.

Lach-**G**rund

Sie brauchen keinen!

Bedingungslos lachen erzeugt bedingungslose Liebe und führt zum bedingungslosen Glücklichsein. Das bedeutet Unabhängigkeit – ein Sichbefreien von allen Abhängigkeiten. *»Wer grundlos lacht, lacht am besten«,* sagte Ephraim Kishon

Siehe auch Lachyoga.

Lach-**G**ummi

Ich teile die vitaminreichen, schmackhaften Lach-Gummis in meinen Seminaren und Veranstaltungen aus und habe daher der Erzeugerfirma eine Kooperation angeboten. Ich bin der Meinung, dass durch die Seminare eine neue Zielgruppe angesprochen wird, und habe wegen Sponsoring angefragt. Die diesbezügliche Korrespondenz hat mich zum Schmunzeln gebracht:

Betreff: Ihre Kooperationsanfrage

Sehr geehrte Frau Müller,
vielen Dank für Ihre erneute Anfrage bezüglich einer Kooperation zwischen Lachyoga und Lachgummi.

Ihre Anfrage an die KG haben unsere Kollegen an uns weitergeleitet.

Wir hatten Ihnen ja Ende 2003 bereits unsere Meinung zu einer möglichen Kooperation geschildert: Die Zielgruppe von Lachgummi sind Kinder bis maximal zwölf Jahre.

Wir denken, dass Yoga aber eher eine erwachsene Zielgruppe anspricht. Insofern ist hier keine Passung gegeben und ein Sponsoring unsererseits nicht möglich. Da wir jedoch auch der Meinung sind, dass Lachen gesund und wichtig ist, möchten wir Ihnen anbieten, Lachgummi Minis von uns direkt zu beziehen.

Hierbei müssten folgende Rahmenbedingungen beachtet werden:

Der Mindestauftragswert darf 370,00 Euro nicht unterschreiten.

Im Falle der Lachgummi Minis bedeutet dies, dass pro Auftrag mindestens 20 Kartons (Inhalt: 15 Beutel à 210 Gramm) bestellt werden müssen.

Dies sind pro Bestellung mindestens 6000 Minibeutel. Die Ware hat eine Mindesthaltbarkeit von fünf Monaten, deshalb müssten innerhalb von fünf Monaten auch mindestens 6000 Minibeutel verteilt werden.

Sie werden sicher verstehen, dass uns sehr daran gelegen ist, dass keine Ware ausgegeben wird, die kurz vor dem Ablauf steht oder bereits abgelaufen ist.

Wir bitten Sie deshalb, unser Angebot in Anbetracht der Zahl Ihrer Seminarteilnehmer sehr genau und kritisch zu prüfen.

Mit freundlichen Grüßen
L. T.

Liebe Frau T.,

besten Dank für Ihr freundliches Angebot, Lachgummis direkt von Ihnen zu beziehen, und vor allem für den Hinweis auf die Mindesthaltbarkeit. Da die Teilnehmeranzahl meiner Workshops in fünf Monaten in keiner Relation zu 6000 Minibeuteln Lachgummis steht, ist es für mich günstiger, Lachgummis im Supermarkt zu beziehen oder auf ein anderes Produkt umzusteigen.

Ich wünsche Ihnen fröhliche und sonnige Osterfeiertage!

Mit lieben Grüßen aus Wien

Ellen Müller

Lach-**H**aftes

Dazu fällt mir wenig ein, denn der Ausdruck »Das ist ja lachhaft« klingt für mich zynisch. Zynismus hat keinen Platz beim herzhaften Lachen, um das es mir in diesem Buch geht.

Lach-**I**dentität

Lachen ist so individuell wie ein Fingerabdruck. Melodie, Rhythmus und Stimme unterscheiden sich bei jedem Menschen. Die Lach-**P**honetik wird von Jürgen Trouvain von der Universität des Saarlandes sogar wissenschaftlich untersucht. An der Universität des Saarlandes hat Jürgen Trouvain 2005 eine Ausstellung über das Lachen organisiert, die im Internet unter www.phonetikbuero.de/lachen zu finden ist.

Lach-**K**abinett

Gemeint ist ein Spiegelkabinett mit Zerrspiegeln. Diese sind meistens in Vergnügungsparks zu finden. Haben Sie sich darin schon einmal betrachtet? Je nachdem sind Sie dick, dünn, lang, kurz und so weiter – Lach-**E**rfolg garantiert!

Lach-**K**linik

Die erste öffentlich geförderte Lachklinik wurde in England 1991 von Robert Holden ins Leben gerufen.

Auch ich plädiere für **weniger Chemie** und **mehr Lach-»Therapie«**!

Obwohl Lachen oder Lachyoga **kein Ersatz** für Psychotherapie oder ärztliche Behandlung ist, kann es eine effektive Begleitmaßnahme sein. Vielfach ist ein therapeutischer Effekt zu beobachten. Es ist eine vergnügliche und effektive Methode zur Gesundheitsvorsorge, Gesundheitsförderung und Gesunderhaltung.

Lach-**K**offer

Für Notfälle mit Lach-Artikeln bepackt – als »Lach-Hilfe« bereithalten. ☺

Lach-**K**rampf

Lach-Krampf ist laut Duden ein »wie ein Anfall auftretendes (grundloses) Lachen«.

In der Umgangssprache bezeichnen wir haltloses Lachen oft als Lachkrampf. Die Lachforscher haben festgestellt, dass zwanghaftes Lachen bei gewissen psychischen Störungen oder nervösen Erkrankungen vorkommen kann. Gehirnfunktionsstörungen vermögen ebenfalls Lachkrämpfe auszulösen.

Exzessives Lachen kommt auch bei an Kuru erkrankten Menschen in Papua-Neuguinea beim Stamm der Fore vor. Diese Krankheit wird als lachender Tod bezeichnet. Laut Robert R. Provine wird diese Erkrankung, wie BSE, durch so genannte Prionen ausgelöst. Sie tritt wie der Rinderwahnsinn vermehrt bei allzu artähnlicher Nahrung auf.

Bis vor kurzem betrieben die Fore rituellen Kannibalismus. Sie verzehrten auch die Hirne verstorbener Verwandter.

Lach-**K**unst

Lach-Kunst ist die Kunst, trotzdem zu lachen – auch wenn einem weniger danach zumute ist –, weil wir wissen, dass es uns gut tut. *»Es ist passender, über das Leben zu lachen, als darüber zu lamentieren«*, meinte Seneca.

Lach-**K**ur

Lach-Kuren sollten auf Krankenschein angeboten werden, und zwar zur Gesunderhaltung und Gesundheitsvorsorge. Diese Form der Stressbewältigung ist sicherlich auch die preiswerteste und umweltfreundlichste. Wenn man bedenkt, dass 70 Prozent aller Erkrankungen in irgendeiner Form mit Stress zusammenhängen und Lachen eine der einfachsten und schönsten Möglichkeiten ist, dem Stress entgegenzuwirken, ist dies ein Appell an die Krankenkassen und auch Mediziner.

Lach-**L**abor

In Amsterdam gibt es eine Künstlerin, Godlieve Smulders, die ein »Lachlabor« für den öffentlichen Raum kreiert hat. So genannte »e-l@ugh stations« sollen auf öffentlichen Plätzen aufgestellt werden. In diese »Lachstationen« kann man hineingehen und virtuell lachenden Menschen aus aller Welt begegnen. Sie haben dabei auch die Möglichkeit, Ihr Lachen weltweit zu versenden, wobei Sie Ihr Lachen ins Netz stellen und gleichzeitig das Lachen anderer miterleben können. Hier können Sie Ihr Lachen auch für andere zugänglich machen (www.laughterlab.com).

Der witzigste Witz der Welt wurde anhand eines Lachometers gemessen. Der britische Psychologe Richard Wiseman richtete ein Lachlabor im Internet ein. Er wollte den lustigsten Witz der Welt ermitteln. Ein Jahr lang sollten Internetbenutzer Witze sammeln und beurteilen. Hier das Ergebnis: »Zwei Jäger gehen durch den Wald. Einer von ihnen bricht zusammen, liegt reglos am Boden. Der andere Jäger zückt sein Handy und wählt den Notruf: ›Was soll ich tun?‹ Antwort: ›Beruhigen Sie sich. Wir müssen zuerst sicher sein, dass er wirklich tot ist.‹ Erst herrscht Stille, dann fällt ein Schuss. Kurz darauf meldet sich der Jäger wieder: ›Ist erledigt. Er ist tot. Was soll ich jetzt tun?‹«

Hier ein Witz, der meiner Mentalität entspricht: In einer Höhle hängen viele Fledermäuse, alle ordentlich mit dem Kopf nach unten. Nur eine hängt mit dem Kopf nach oben. »Was ist denn mit der los?«, fragt eine Neue. »Ach, die hat den Yogafimmel.«

Weitere Erkenntnisse der Humorforschung finden Sie unter: www.laughlab.co.uk.

Lach-**L**ied

Ein Lach-Lied ist ein Lied, das Sie lachen, anstatt es zu singen! Wie zum Beispiel:

Alle meine Entlein: hahahahahaha … hahahahaha. ☺

Kennen Sie den Lachjodler?
Singen Sie folgenden Text ganz schnell:
Little old lady iiiiiiiiiiiiiiiii and me!

Lach-**M**ärchen

von Ernestine Pöcksteiner

Ganz herzlichen Dank an Ernestine, das Märchen mit vielen Menschen zu teilen!

König Nehcal und seine Gemahlin Königin Nlehcäl
Es war einmal vor langer Zeit in einem anderen Land ein Königreich. Dort lebten König Nehcal und seine Gemahlin Nlehcäl in Glück und Zufriedenheit. Der König sorgte gut für sein Land, besuchte regel-

mäßig die Städte und Dörfer und bewirkte, dass auch alle Bewohner und Bewohnerinnen seines Reichs glücklich und zufrieden waren.

Eines Tages bat ihn der König eines anderen Reichs um Hilfe und Rat, da er weit und breit als sehr weise bekannt war. Große Aufregung herrschte im Königreich, weil der König sich auf eine große Reise vorbereitete und dann für lange Zeit fort sein würde. »Wer wird jetzt unser Reich regieren?«, fragten die Menschen den König. »Meine Frau, die Königin Nlehcäl, wird nicht mit mir reisen, sondern während meiner Abwesenheit für euch da sein«, gab der König zur Antwort. Da freuten sich die Leute, denn die Königin war im ganzen Reich beliebt. Sie war eine sehr schöne, kluge und fröhliche Königin.

Monate vergingen, der König ließ auf sich warten … Eines Tages kamen Boten aus einer Stadt am Rande des Königreichs und berichteten der Königin Nlehcäl, dass es viele Probleme und Konflikte in ihrer Stadt gäbe. Es herrschten Ratlosigkeit und Streit. Sie baten die Königin um Hilfe. Die Königin hörte alle ihre Anliegen und schickte die Boten zurück in ihre Stadt mit dem Versprechen, sie bald zu besuchen.

Kurz darauf machte sich die Königin mit Begleitung auf den Weg in diese Stadt. Die Menschen dieser Stadt warteten sehnsüchtig auf die Königin. Als sie die königliche Reiterschar kommen sahen, waren sie überglücklich und versammelten sich ganz aufgeregt auf dem Stadtplatz, um ihre geliebte Königin zu empfangen.

Königin Nlehcäl setzte sich in den Schatten der riesigen Eiche am Stadtplatz und ließ sich in aller Ruhe alles erzählen, was die Menschen bewegte. Jeder durfte seine Anliegen, Sorgen und Nöte aussprechen. Das dauerte viele Stunden, ja den ganzen Tag. Dann wurde es still. Alle warteten gespannt auf die Antwort der Königin: Was wird sie sagen? Was tun? Welchen Rat wird sie geben?

Sie schwieg ganz lange. Dann schaute sie jedem mit ihrem freundlichen Gesicht und klaren Blick in die Augen. Eine Begegnung von Herz zu Herz. Sie war so schön, ihr Gesicht wurde im-

mer heller, ihre Augen glänzten, und ein inneres Lächeln lag auf ihren Lippen. Aus diesem liebevollen Lächeln wurde ein zärtliches, wunderschön klingendes, herzhaftes Lachen. Allmählich veränderten sich auch die Gesichter der Menschen, und auch sie begannen zu lachen, manche laut und manche leise. Es war ein glückliches Lachen, das über die Stadt hinaus zu hören war. Es dauerte sehr lange, bis alle sich wieder beruhigten und ein zufriedenes Schweigen einkehrte.

Die Königin bedankte sich für die Einladung, das Vertrauen und für die wunderbaren Begegnungen, stieg auf ihr Pferd und ritt mit ihrem Gefolge zurück ins Schloss. Die Menschen in der Stadt blieben mit einem inneren Lächeln und Wohlwollen füreinander zurück, reichten einander die Hände, lächelten sich zu und feierten miteinander die ganze Nacht hindurch ein Fest mit Tanzen, Lachen und Singen.

Ernestine Pöcksteiner ist Lebensberaterin und Trauerbegleiterin. Ich habe sie im Rahmen meiner Seminare als Teilnehmerin kennen und schätzengelernt.

Lach-**M**assage

Lachen ist wie inneres Jogging für die Organe. Die »Eingeweide« werden dabei richtig durchmassiert. Es ist eine Zwerchfellerschütterung. Die Verdauung wird durch diese Lachmassage angeregt. Deshalb ist Lachen auch eine wunderbare Methode gegen Verstopfungen in jeglicher Form. Lachen kann innere und äußere »Blockaden« lösen.

Lach-Meditation

Der indische Mystiker Osho hat die Philosophie des Lachens folgendermaßen beschrieben: *»Die Absicht eines Witzes liegt nicht im Witz selbst. Die Absicht ist das Lachen, das darauf folgt, weil während des Lachens das Denken stillsteht. In diesem Lachen bist du nicht mehr im Denken. Nach dem Lachen gibt es nur mehr einen winzigen Schritt, und du erreichst die totale Tiefe deines Seins.«*

Lachen ist eine wunderbare Form der Meditation, weil Sie nicht gleichzeitig lachen und denken können. Beim Lachen ist man unmittelbar in einem meditativen Zustand, wobei die Selbstheilungskräfte des Körpers und Selbstorganisationskräfte des Geistes aktiviert werden. Eine Minute Lachen hat eine vergleichbar entspannende Wirkung wie 45 Minuten herkömmliche Meditation.

Beim Lachen ist man immer im Hier und Jetzt. Es ist nicht möglich, in der Zukunft oder der Vergangenheit zu lachen. Lachen können wir nur in der Gegenwart.

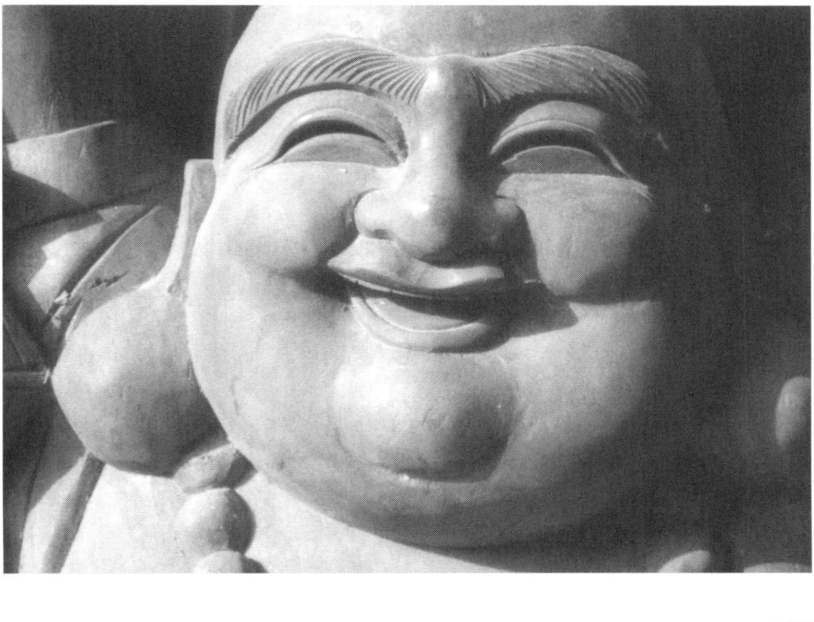

Von Osho stammt auch die »Mystic Rose Meditation«, wobei eine Woche gelacht, eine Woche geweint wird und eine Woche Stille erfolgt. Diese sehr effektive Form der Meditation wird weiterhin in den Osho-Zentren angeboten. Auch Barbara Rütting praktiziert diese Meditationsform, die sie in ihrem Buch »Lachen wir uns gesund« beschreibt.

Osho war der Meinung, dass das ganze Leben vielleicht ein kosmischer Witz ist. Dieser Gedanke gefällt mir wirklich gut! ☺

Lach-**M**usik

Eine interessante und ernsthafte Aufnahme über das Lachen gibt es von André Heller, »Jesus lachte! Vergesst das Lachen nicht« auf seiner CD »Ruf & Echo«.

Lach-**M**uskel

Der Zygomaticus major (Lachmuskel) ist der Gesichtsmuskel, der über das Jochbein verläuft, den Mund nach oben zieht und einen fröhlichen Gesichtsausdruck bewirkt.

Sobald die Mundwinkel nach oben gehen, geht die Botschaft »Endorphine tanzen lassen« ans Gehirn. Sie stimulieren dabei gewisse Gehirnareale und regen somit das Lachen an. Lächeln ist trainierbar. Dazu gibt es eine wirksame Übung mit dem Bleistift zwischen den Zähnen, die ich unter Lach-Tipps bereits beschrieben habe. Beim Lachen werden innerhalb der Gesichtsregion etwa 17 und am ganzen Körper sogar 300 Muskeln betätigt.

Lach-**N**ame

In der Bibel gibt es eine Geschichte vom bitteren und vom fröhlichen Lachen. Es ist die Geschichte von Abraham und Sarah (1. Mose 15-18). Als dem bereits 100-jährigen Abraham und der 90-jährigen Sarah verkündet wird, dass sie einen Sohn bekommen werden, müssen beide herzhaft lachen. Sarah nennt ihren Sohn Isaak. Der Name Isaak bedeutet »Gott ließ mich lachen«.

Lach-**N**asen

Rote Nasen sind unter www.rotenasen.at erhältlich. Der Erlös der Nasen kommt einem guten Zweck zugute. Die Clowndoktoren, die kranke Kinder und ältere Menschen aufheitern, werden zum Teil mit diesen Geldern finanziert.

Zum Thema Lachnasen, Rote Nasen, Clown-Nasen, Clowns noch eine wunderschöne Definition des Clown-Seins von Henry Miller aus seinem poetischen Buch »Das Lächeln am Fuße der Leiter«:

»Der Clown lehrt uns, wie wir über uns selbst lachen sollen. Und dieses unser Lachen wird aus Tränen geboren. Freude ist wie ein Strom: Sie fließt ohne Unterlass. Das ist nach meinem Glauben die Botschaft, die der Clown uns zu überbringen versucht.«

Lach-**N**etzwerk

Das dichteste Netzwerk der Welt ist das Lach-Netzwerk. Die kürzeste Verbindung zwischen zwei Menschen ist das Lachen. Ich freue mich immer, wenn Menschen aus aller Welt mit mir Kontakt aufnehmen, weil auch sie Lachclubmitglieder oder Lachclubleiter sind und Erfahrungen austauschen wollen. Wenn sie Wien besuchen, kommen sie in den Lachclub, oder ich zeige ihnen unsere schöne Stadt. Eine wunderbare Art der Begegnung, sich über das Lachen zu finden! Dr. Madan Kataria bietet ein internationales Austauschprogramm für Lachclubmitglieder und solche, die es noch werden wollen, an. Zu finden im Netz unter www.laughteryoga.org.

Lach-**O**rgien

Lach-Orgien kommen oft beim Zusammentreffen von engen, langjährigen Freundinnen vor, die sich seit der Kindheit kennen und sich in diesem Zusammenhang an die Ausgelassenheit der gemeinsamen Kindheit erinnern. Oft entstehen in dieser Atmosphäre der Vertrautheit die gleiche Stimmung und das Verhalten wie in der Kindheit. Lachen ist im Prinzip eine sehr intime Angelegenheit. Lachen ist auch ein Kontrollverlust, den viele leichter in einem geschützten Rahmen zulassen.

Lach-**O**rte

Lachen, Hauptort des Schweizer Bezirks March, befindet sich an den südlichen Gestaden des Oberen Zürichsees.

Auf der Homepage von Lachen steht unter anderem Folgendes geschrieben: *»Die hohe Attraktivität verdankt Lachen … seinen tiefen Steuern.«* ☺

Das **Lachtal** in Österreich ist in der Steiermark, Bezirk Murau, zu finden.

Als »Lachtal« wird auch ein kleines Seitental der Weißen Elster (Fluss im Leipziger Stadtgebiet) bezeichnet. Die Musikgruppe **»Die Lachtaler«** stammt aus dem deutschen Lachtal.

Lach-**P**arade

Wie wäre es, zu der bereits in Berlin und Wien etablierten »Love-Parade« auch eine »Austrian Laugh-Parade« zu initiieren?

Am Weltlachtag 2005 kamen Menschen aus verschiedenen Nationen zur zweiten Schweizer Lachparade in Genf zusammen. Die Parade begab sich von der Innenstadt zum Platz der Nationen. Dort fand die offizielle Gründung der Vereinten Nationen des Lachens statt.

Wie die vorhergehende Lachparade wurde diese Veranstaltung von Roland Schutzbach, Präsident der internationalen Lachtrainervereinigung Harila, initiiert. Harila will mit der Gründung der Vereinten Nationen des Lachens (United Nations of Laughter UNL) eine Vision des glücklichen Zusammenlebens aller Völker vorwegnehmen. Angehörige aller Nationen waren herzlich zum Mitlachen eingeladen.

Die offizielle Gründung der UNL wurde gekrönt von einem Stern-Lachen: Die Teilnehmer kamen aus verschiedenen Richtungen und trafen sich zu einem fulminanten Friedens-Lach-Konzert auf dem Platz der Nationen.

Die UNL sind ein Ausdruck der reinen, überschäumenden Freude und der Begeisterung für das Leben. Sie sind gegründet auf dem Lachen, dem freudigen Beisammensein und der Solidarität. Die UNL stehen allen Menschen, Organisationen und Regierungen offen. Die Mitglieder nehmen sich vor, die Aspekte des Lachens und der Heiterkeit bewusst zu pflegen, ein glückliches und liebendes Leben zu führen und sich selbst nicht zu ernst zu nehmen. Infos unter www.hahahahaha.org.

Lach-**P**ause

Es empfiehlt sich, Lach-Pausen einzulegen, wenn man einen schweren Gegenstand trägt, denn es ist beispielsweise unmöglich, gleichzeitig ein Klavier zu tragen und zu lachen.

Beim Lachen verlieren wir vorübergehend die Kontrolle über unsere Muskeln.

In meinen Seminaren lege ich gelegentlich Lach-Pausen ein, wenn ich sehe, dass sich die Teilnehmer krummlachen.

Lach-**R**aum

»Der Heiterkeit sollen wir, wann immer sie sich einstellt, Tür und Tor öffnen, denn sie kommt nie zur unrechten Zeit.«

Arthur Schopenhauer

Ein Lach-Raum ist ein Raum, der zum Lachen anregen soll – ein Raum, in dem Entspannung durch Lachen stattfindet. In diesem

Raum könnte es amüsante Videos, lustige Bücher, Lachmusik, Spiele, lustige Gegenstände und Bilder geben. Zum Beispiel wenn ein Mitarbeiter sich müde fühlt, sagt er zu seinem Vorgesetzten: »Ich gehe kurz lachen, damit ich mich wieder konzentrieren kann.« Kurz danach kommt er mit einer kreativen Idee zurück. ☺

In Spitälern könnte es ebenso sein. Der Patient geht in den Lach-Raum, um sein Immunsystem zu aktivieren und etwas für seine Seele zu tun. ☺ In Ländern wie den USA, England und Dänemark gibt es bereits einige Lach-Räume in Spitälern, Schulen und Unternehmen.

Ich plädiere für Freiraum und Lachraum auch in Österreich, insbesondere für Mitarbeiter und Patienten von Pflegeheimen, Seniorenheimen, Rehab-Zentren, Spitälern, für Lehrer und Schüler, für Professoren und Studenten. Wirken wir doch der Überernsthaftigkeit mit Heiterkeit entgegen und schaffen wir dadurch ein friedlicheres Miteinander!

Lach-**R**eflex

Das Lachen ist eine Reflexbewegung und findet am vollkommensten statt, wenn unsere Aufmerksamkeit von unserem Körper abgewandt ist. Der Neurologe und Lachforscher Henri Rubinstein beschreibt das Lachen als »eine unwillkürliche Körperreaktion«. Diese Reaktion erlöst uns vorübergehend vom Stress zielgerichteter Tätigkeiten.

Lach-**R**evolution

Die Lach-Revolution ist eine Idee von Dr. Roland Schutzbach. Hier folgt ein Brief, den er an die Medien geschickt hat:

Sehr geehrte Damen und Herren von den Medien,
vor kurzem ist die »Globale Lach-Revolution«, GLAR, gegründet worden. GLAR will Heiterkeit, Lebensfreude und Lachen auf die-

sem Planeten verbreiten. Die Mitglieder unserer lustigen Vereinigung lachen in Schweden, den USA, Indien, Malaysia, Deutschland, Dubai, Großbritannien, Kanada, Ecuador, Australien, Italien und der Schweiz.

Unsere Frage: Wären Sie bereit, an der Verbreitung der Ideen von GLAR aktiv mitzuwirken?

Es sollen beispielsweise große Lach-Ereignisse durchgeführt werden. Beispiele dafür gibt es bereits: 1999 und 2000 lachten in Bombay und Kopenhagen jeweils zirka 10 000 Menschen!

Wie Sie wahrscheinlich vermuten, steht im Hintergrund dieser Aktivitäten die Erkenntnis, dass wir uns als Menschen zu einem glücklichen Leben entscheiden können, dass glückliches Leben möglich ist. Wenn diese Haltung in großem Maßstab praktiziert und kommuniziert wird, dann werden sicher auch diejenigen Menschen positiv beeinflusst, die es bisher nicht schafften, ihrem Leben einen Sinn abzugewinnen.

Dieser Brief geht nicht nur an die deutschsprachige Presse. Er wird durch die Mitglieder von GLAR auch international weitergeleitet. GLAR will innerhalb der nächsten zehn Jahre ein weltweites Gelächter inszenieren, das mittels der Medien so weit verbreitet wird wie etwa die Fußball-WM.

Bitte teilen Sie uns bald mit, ob und in welchem Umfang Sie bei der Verbreitung mit beteiligt sein wollen. Fragen Sie auch gerne nach, wenn Ihnen etwas unklar ist oder wenn Sie noch mehr Informationen brauchen.

Mit freundlichen Grüßen
Dr. Roland Schutzbach, President European Laughter Society ELS, GLAR-Koordinator. Infos www.hahahahaha.org

Ein weltweit koordiniertes Gelächter findet jeweils am Weltlachtag statt.

Lach-**S**alven

Diese Heiterkeitsausbrüche sind in Lach-Seminaren/Workshops vorprogrammiert. Die Gruppendynamik, die in solchen Trainings entsteht, setzt unglaubliche Kräfte frei.

Es gibt nur wenige Möglichkeiten, der Ansteckungsgefahr mit dem Lachvirus zu entkommen. ☺

Lach-**S**itten

»*Die beste Heilung ist Heiterkeit*«, sagte Pindar.

In Süditalien gab es einen Brauch, nach dem Begräbnis die Trauernden zum Lachen zu bringen.

In Äthiopien fanden während einer Hochzeit Lachtänze statt.

Im Regenwald in Südamerika wurde, wenn jemand ernsthaft erkrankte, ein Lachfest abgehalten, um die Heilung zu beschleunigen.

In Asien wiesen die Ärzte die Patienten darauf hin, dem Unglück ins Gesicht zu lachen.

Um Krankheit zu vertreiben, trugen Medizinmänner in Afrika Clownkostüme.

Amphitheater im alten Griechenland wurden neben Heilungsstätten errichtet, um die Heilung durch Heiterkeit zu fördern.

Lach-**T**ag – Weltlachtag

Am Weltlachtag, der immer am ersten Sonntag im Mai stattfindet und der 1998 von Madan Kataria ins Leben gerufen wurde, lachen weltweit Tausende Menschen miteinander, um ein Friedenszeichen zu setzen. Lachen ist eine Friedensbotschaft. Es ist nicht möglich, gleichzeitig zu lachen und zu streiten oder zu lachen und sich zu ärgern. Wenn wir über das Lachen in uns selbst Frieden finden, können wir diesen auch nach außen tragen. So-

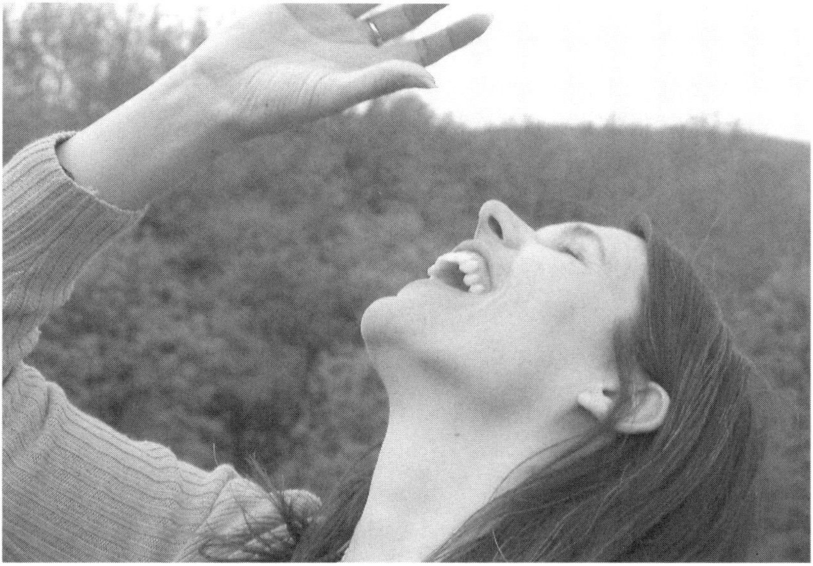

Milkshakelachen

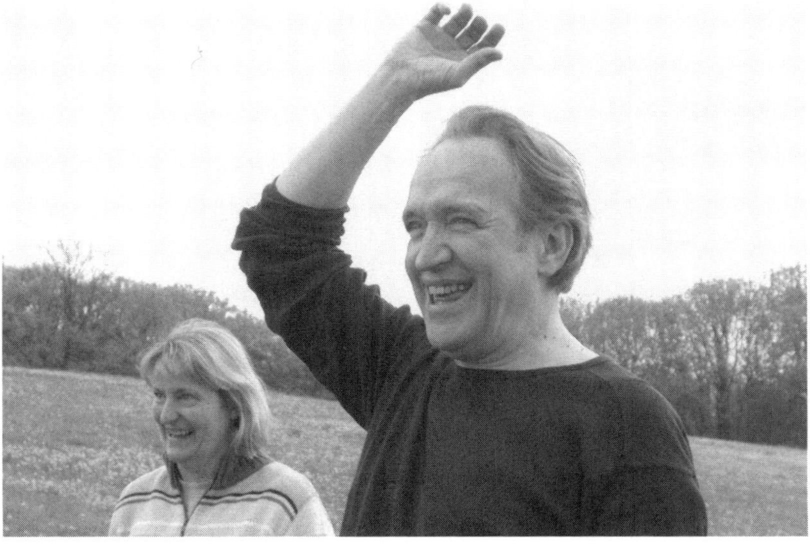

... und weg damit!

mit kann jeder von uns einen Beitrag zu einem friedvolleren Miteinander leisten.

Am Weltlachtag finden weltweit Veranstaltungen statt, bei denen viele Menschen in der Öffentlichkeit miteinander das »freie Lachen« praktizieren.

Aus meinen diesbezüglichen Bemühungen bei den Wiener Behörden ist 2003 eine wirklich amüsante Geschichte entstanden. Die Frage, ob es einer Genehmigung bedarf, mit mehreren Menschen in der Öffentlichkeit zu lachen, und wenn ja, welcher Art, war nicht so leicht zu beantworten! Nach einigen Gesprächen und E-Mails mit diversen Behörden ist die klare Antwort »Ja«. Man braucht eine Anmeldung, wo, wann, wie, wie lange gelacht wird und wer dafür verantwortlich ist.

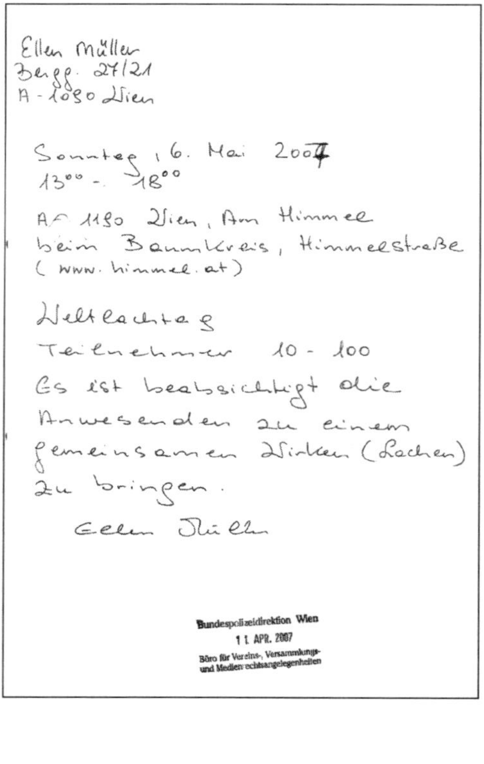
Ellen Müller
Bergg. 27/21
A-1090 Wien

Sonntag, 6. Mai 2007
13^{00} - 18^{00}

A-1190 Wien, Am Himmel
beim Baumkreis, Himmelstraße
(www.himmel.at)

Weltlachtag
Teilnehmer 10 - 100
Es ist beabsichtigt die
Anwesenden zu einem
gemeinsamen Wirken (Lachen)
zu bringen.

Ellen Müller

Bundespolizeidirektion Wien
11. APR. 2007
Büro für Vereins-, Versammlungs- und Medienrechtsangelegenheiten

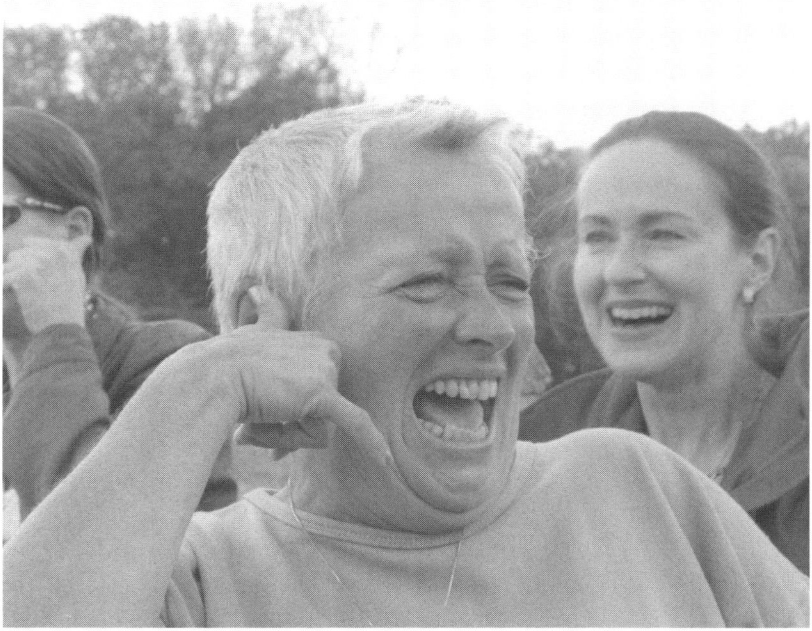

Handylachen

Seit 2006 ist am Weltlachtag behördlich erlaubt, in Döbling gemeinsam auf der Himmelwiese im Rahmen eines Picknicks zu lachen. Ich suche nun jedes Jahr im Mai bei der Bundespolizei-Direktion Wien um eine Genehmigung zum gemeinsamen Lachen an. ☺ Bisher wurde es anstandslos genehmigt.

Meine Anfrage im Rathaus, ob der Rathausplatz eventuell am Weltlachtag zum gemeinsamen Lachen zur Verfügung stehen würde, wurde leider eindeutig abgelehnt.

Nun stellen Sie sich vor, eine ganze Stadt, nämlich Wien, mit dem »Lachvirus« und Fröhlichkeit anzustecken! Was wäre mit dem Slogan: »Wien Weltstadt des Lachens und der Heiterkeit« anstatt »Wien ist anders«. Wie käme das in unseren und in den Köpfen von potenziellen Wienbesuchern an?

Hier Meldungen über verschiedene Aktivitäten, die in den vergangenen Jahren am Weltlachtag stattfanden:

In ***Frontignan*** *(F) bereitet sich die ganze Stadt vor, einen Tag lang das Lachen zu zelebrieren – mit dem indischen Arzt Dr. Madan Kataria, Begründer der Lach-Bewegung, wird auf dem Rathausplatz in* ***Kopenhagen*** *(DK) um des Friedens willen gelacht (8000 Menschen werden erwartet!). In* ***Hamburg*** *(D) wird mit Unterstützung des NDR am Rathausmarkt gelacht – auch beim Humorkongress in* ***Stuttgart*** *(D) wird am 4. Mai 2003 zum Ausdruck gebracht, dass Lachen eine der schönsten und einfachsten Möglichkeiten ist, sich für ein friedliches Miteinander aller Völker und Nationen einzusetzen – der Friedenslachzug in* ***München*** *(D) soll vom Siegestor zum Odeonsplatz führen, und in* ***Budapest*** *wird das freie Lachen am Gelléerthegy praktiziert. In der Schweiz wird fröhliches Gelächter auf der Fahrt von* ***Biel*** *(CH) nach* ***Erlach*** *(CH) von Bord eines Schiffes ertönen (Schiffs-Sirenen-Lachen).*

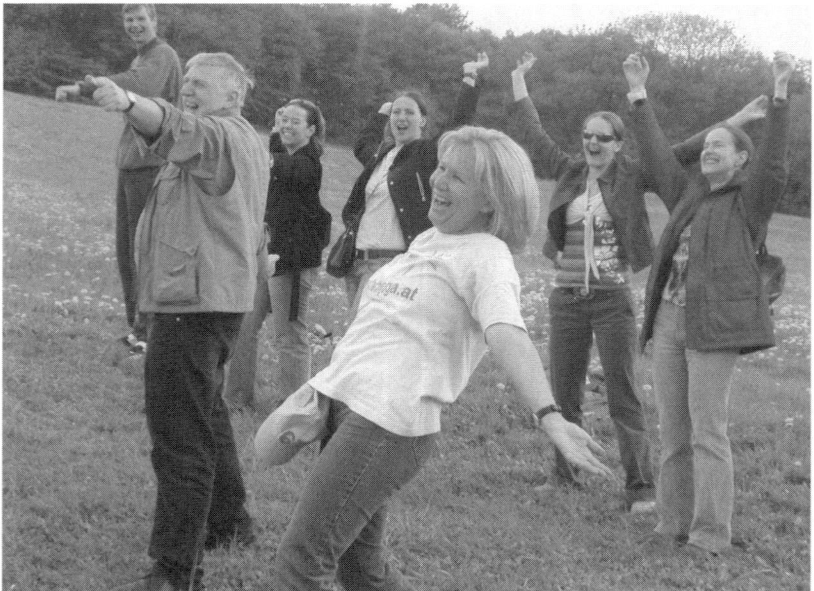

In ***Washington, D. C.*** *(USA) wird auf einem Rasen vor dem Capitol »Friedensgelächter« angestimmt sowie an zahlreichen anderen Orten in den USA, in Kanada, Australien, Indien, England.*

Bern *(CH)*
Am diesjährigen Weltlachtag treffen sich LacherInnen aus dem In- und Ausland in der schweizerischen Hauptstadt Bern zur ersten Schweizer Lach-Parade. Lachclubs aus Lausanne und Genf sowie Lachgruppen aus Städten der Deutschen Schweiz werden mitkichern! Als Höhepunkt wird das Bundeshaus angelacht. Der Sinn der Lachparade ist die Verbreitung der Idee des Lachens und des glücklichen Lebens. Die Öffentlichkeit soll mit dem Heiterkeitsvirus angesteckt werden. Dr. Madan Kataria, indischer Arzt und Begründer der weltweiten Lach-Bewegung, wird per Telefon mitlachen.

Berlin *(D)*
Das Lachinstitut Berlin sucht anlässlich des Weltlachtags am 2. Mai 2004 in einer Aktion aller Medien die schönsten und ansteckensten Lachstimmen Deutschlands!

Es gibt nichts zu lachen. Eben aus diesem Grund tut Lachen so gut: Lachen macht Mut, Lachen schafft Zuversicht, Lachen fördert die Kreativität, die Gesundheit und das Miteinander. Lachen ist die produktivste Auszeit für depressive und negative Gedanken, Lachen beflügelt, Lachen erfrischt, Lachen schenkt uns die Erfahrung, dass wir den Kraftakt Deutschland gemeinsam meistern können. Lachend sind wir wieder bereit, uns in Heiterkeit und Freude in die Augen zu schauen, anstatt stumm und verbissen aneinander vorbeizulaufen, lachend spüren wir die für ein Volk unverzichtbare Sehnsucht nach friedlichem, schöpferischem Miteinander. Lachen gegen die depressive Stimmung im Land. Das Lachinstitut Berlin ruft alle Medien dazu auf, zum Weltlachtag am 2. Mai die schönsten und ansteckendsten Lachstimmen ihrer jeweiligen Regionen zu casten.

Lach-**T**radition

In seinem Buch »Über das Lachen« schreibt Thomas Chorherr, dass Kinder in China erst ihren Namen erhalten, wenn sie zum ersten Mal lächeln.

Lach-**T**räne

Der Lachmuskel spannt 15 Muskeln an, auch die des Tränensacks – wir können daher auch Tränen lachen.

Der Tränenforscher William H. Frey II (nicht zu verwechseln mit dem Lachforscher William Fry!) hat festgestellt, dass es einen Unterschied in der chemischen Zusammensetzung zwischen »Zwiebeltränen« oder geweinten Tränen gibt.

Auch Lachtränen unterscheiden sich chemisch von Trauer- oder Schmerztränen.

Lach-**V**irus

Von Charles Dickens stammt der Satz: *»Nichts in der Welt wirkt so ansteckend wie Lachen und gute Laune.«*

Lachen ist der ansteckendste und gesündeste Virus der Welt! Ich hoffe Sie damit zu infizieren und wünsche mir, dass auch Sie ihn verbreiten. ☺

Lach-**W**ettbewerb

Eine Meldung der Nachrichtenagentur Reuters vom Juli 2005:

»Hong Kong möchte Lachen zur besten Medizin erheben
Hong Kong, bekannt für seine Ernsthaftigkeit, Arbeit und Geldverdienen betreffend, wird im Juli 2005 einen Lachwettbewerb veranstalten. Gesundheitsexperten sind besorgt, da Depressionen bei der Bevölkerung ständig zunehmen. Der Lachwettbewerb wird von der »Joyful Mental Health Foundation« organi-

siert. Es wird der Höhepunkt einer Veranstaltung sein, bei der Aufklärung über Depression und »Lachen als beste Medizin« im Zentrum stehen. Viele Menschen in Hong Kong sind depressiv und nehmen keine Hilfe in Anspruch. In den vergangenen Jahren ist mehr über diese Krankheit in der Öffentlichkeit bekannt geworden. Geschätzte 70 000 von sieben Millionen Einwohnern in Hong Kong leiden an Depressionen. Wettbewerbsteilnehmer werden nach der Dauer und der Qualität des Lachens bewertet. Teams bis zu sechs Personen sind zugelassen. Die Jury wird auch die Qualität des Lachens beurteilen – ob das Lachen ansteckend und echt ist.«

Lach-**W**urzen

Lach-Wurzen ist ein österreichischer Ausdruck für Menschen, die viel lachen.

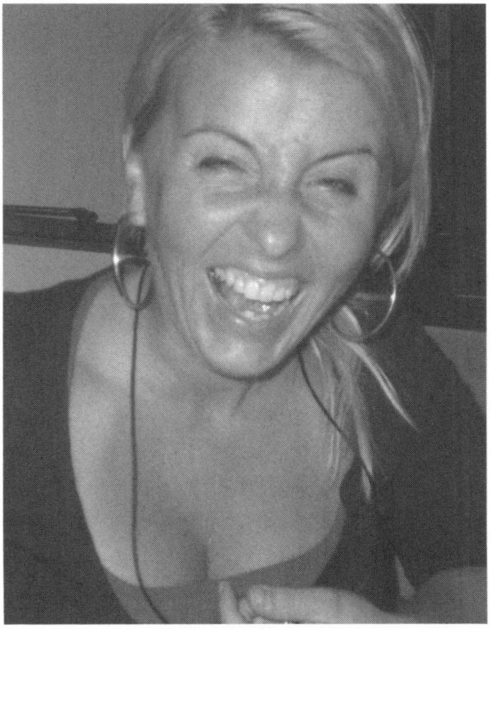

Lach-**Z**eit

Es gibt eine Zeit zum Lachen und eine Zeit zum Weinen. Sowohl das Lachen als auch das Weinen wirken reinigend, befreiend und erlösend.

Nimm dir Zeit zum Lachen, es ist die Musik der Seele.
Nimm dir Zeit, freundlich zu sein, es ist der Weg zum Glück.
Nimm dir Zeit, zu lieben und geliebt zu werden, es ist der wahre Reichtum des Lebens.

(nach einem alten irischen Gebet)

Lach-**Z**entrum

Der amerikanische Neurochirurg Itzhak Fried hat das Lachzentrum im Gehirn 1998 zufällig entdeckt. Fried hat bei einer 16-jährigen Patientin, die an Epilepsie litt, untersucht, welcher Teil des Gehirns ihre krampfartigen Anfälle auslöste. Er operierte kleine Metallplättchen unter die Schädeldecke und sandte schwachen Strom hindurch. Damit stimulierte er eine Stelle nach der anderen. Das Mädchen bekam allerdings keinen schmerzhaften Anfall. Im Gegenteil, es lächelte und fing schallend an zu lachen. Anscheinend gab diese kleine Stelle in der linken Gehirnhälfte dem Körper das Zeichen zum Loslachen. Laut Lachforschung lässt sich das Lachen allerdings nicht auf ein einzelnes Zentrum reduzieren.

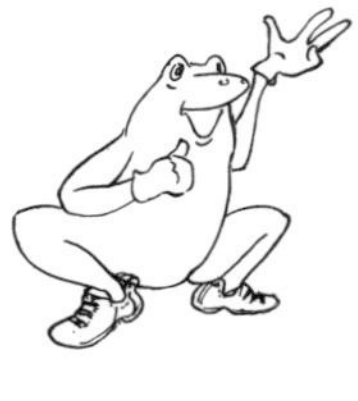

Lach-Zitate

»Wer den Tag mit Lachen beginnt, hat ihn bereits gewonnen.«
Tschechisches Sprichwort

*

»Wir sollten immer bereit sein, über uns selbst zu lachen. Dann wird die Last des Lebens nicht mehr so schwer wiegen.«
Sri Chinmoy

*

»Um zu wissen, ob das Essen schmeckt, müssen wir es probieren. So ist es auch mit dem Lachen. Wir merken erst, dass es uns bekommt, wenn wir es tun.«
Meister Seo

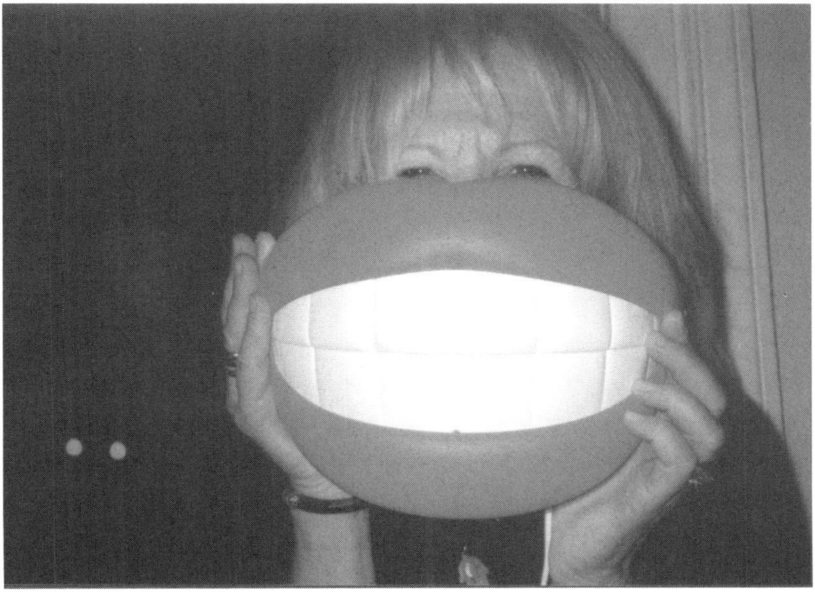

»Das Lachen ist ein leichtes silbernes Glöckchen, das uns ein guter Engel mit auf den Lebensweg gegeben hat.«

Joseph Roth

*

»Zehnmal musst du lachen am Tag und heiter sein! Lernen wir uns zu freuen, so verlernen wir am besten, anderen wehe zu tun.«

Friedrich Nietzsche

*

»Glücklich ist der Mensch, der über sich selbst lachen kann. Er wird immer etwas haben, das ihn belustigt.«

Habib Burgiba

*

»Jedes Mal, wenn ein Mensch lacht, fügt er seinem Leben ein paar Tage hinzu.«

Curzio Malaparte

*

»Er konnte nie über etwas lachen. Wie kann ein Mensch so verflachen!«

Christian Morgenstern

*

»Lachen Sie, wenn Sie weise sind!«

Martial

»Bist du hungrig, so singe. Schmerzt dich etwas, so lache.«

Jiddische Weisheit

*

»Durch Lächeln und noch mehr durch Lachen wird die kurze Spanne des Lebens verlängert.«

Laurence Sterne

*

»Lachen ist Leben und umgekehrt.«

Oscar Wilde

*

»Der größte Scherz ist es, unglücklich zu sein. Lache darüber, und du wirst auf der Stelle glücklich sein. Jetzt!«

Harald Hutterer

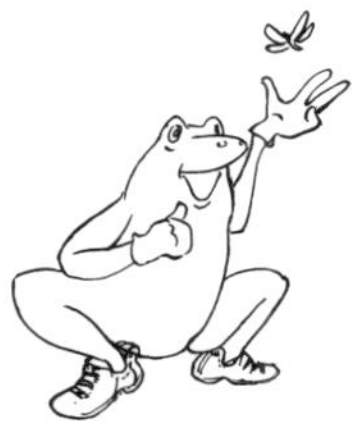

Wer lachen kann

Aus »Paradies & Paradas« von Hans Dieter Mairinger

Wer lachen kann, der hat es gut,
verliert nie seinen Lebensmut,
und bleibt gesund an Seel´ und Herz,
weil er auch lachen kann im Schmerz.
Und ist das Wetter trüb und grau,
verstimmt die Geige und die Frau,
dann wirkt das Lachen Wunder oft,
weil der, der lacht, doch immer hofft,
dass irgendwo ein Licht erhellt
die Finsternis der tristen Welt.
Wer lachen kann, der hat es gut,
ihn schützet stets ein Sonnenhut.
Auch gegen Regen, Sturm und Wind
so Lacher stets gewappnet sind.
Darum, o Mensch, lach jeden Tag,
lass dich nicht quäl´n von Müh und Plag,
lach munter allem Grant zurück,
so bist du wie der Hans im Glück.

In diesem Sinne bedanke ich mich für die Gabe, lachen zu können und mit diesem Lachen mir und anderen Freude zu bereiten.

Ich wünsche mir, dass dieses Buch auch Sie anregt, die fröhliche Botschaft des Lachens zu verbreiten.

Lasst uns miteinander lachen und die Welt noch schöner machen!

Lachen Sie so oft wie möglich, mit und ohne Grund, es ist auf alle Fälle gesund!

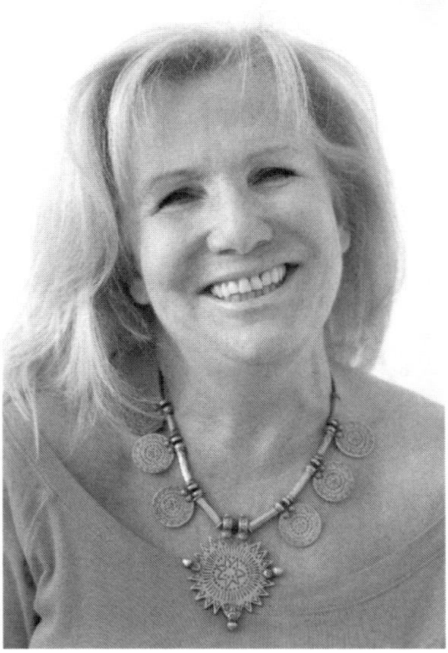

Und wenn ich nicht gestorben bin, dann lache ich noch heute!

Aufwiederlachen!

Hier haben Sie die Möglichkeit, Ihren Weg zur heiteren Gelassenheit gleich zu beginnen. Dinge, die wir aufschreiben, können wir leichter im Gedächtnis behalten und in unser Leben integrieren.

Mein Tagebuch der Heiterkeit

Beginnen Sie JETZT und führen Sie das Tagebuch mindestens drei Wochen lang.

Machen Sie sich täglich folgende Notizen:

☺ Worüber ich mich heute freue, was mir heute Freude bereitet.

☺ Was mich heute zum Lachen anregt, was in mir Heiterkeit hervorruft, was mich fröhlich stimmt.

☺ Wofür ich heute dankbar bin oder was mir fehlen würde, wenn es nicht vorhanden wäre.

Auch wenn es immer wieder dieselben Antworten sind, schreiben Sie diese täglich auf.

....

....

....

....

Sollten Sie nun diesen Weg der Heiterkeit ein Stück weitergehen wollen und ernsthaft ☺ Lust haben, persönlich mit mir und anderen im Rahmen meiner Workshops oder Seminare gemeinsam zu lachen, freue ich mich auf Ihre Kontaktaufnahme über meine Homepage: www.lachyoga.at.

Danksagung

»Das Einmalige an einer Freundschaft ist weder die Hand, die sich einem entgegenstreckt, noch das freundliche Lächeln oder die angenehme Gesellschaft. Das Einmalige an ihr ist die geistige Inspiration, die man erhält, wenn man merkt, dass jemand an einen glaubt.«

Ralph Waldo Emerson

An erster Stelle will ich jenen Menschen danken, die mir ermöglicht haben, dieses Buch zu schreiben und mich auf einem ungewöhnlichen Weg, dem Weg des Lachens, begleitet haben:

Meinem Vater, der mir die Gabe des Lachens als Möglichkeit der Lebensbewältigung mitgegeben hat. Er hat trotz Zweiten Weltkriegs und seiner Emigration in die USA sein Lachen immer bewahrt. Seine Worte klingen mir noch im Ohr: »Lache und die Welt lacht mit dir.« Das zweite Zitat von ihm, das mir in Erinnerung geblieben ist: »Don't cry over spilled milk – laugh!«

Meiner Mutter, die mir zeigt, dass es auch mit fast 80 Jahren möglich ist, seine Lebenseinstellung positiv zu verändern, und insbesondere meinem Sohn Tobias, der mir das Lachen der Kindheit wieder in Erinnerung gerufen hat und mich stets zum Lachen bringt.

Dem Mann in meinem Leben, der mich durch seine liebevolle Zuneigung und Anteilnahme wachsen lässt.

Meiner Freundin Helga Stattler, die mir unermüdlich und geduldig mit Rat zur Seite steht, mich tatkräftig unterstützt, ermutigt und inspiriert. Vor allem danke ich ihr für ihre wertschätzende, konstruktive Kritik, die es mir ermöglicht, auch meine blinden Flecken zu entdecken!

Meiner Freundin Claudia Pöchlauer, die mir mit ihrem Glauben an mich stets viel Kraft und Energie gibt. Claudia machte mich mit viel Geduld, Liebe und Lachen auf Details aufmerksam, die nur ein Profi wie sie als Regisseurin bemerken kann. Abgesehen davon ist sie ein Quell von Ideen und wirkt immer inspirierend auf mich.

Gottfried Schafzahl, der mir als Coach und Freund einen gangbaren Weg aufgezeigt und mich dazu gebracht hat, meine »Grenzen im Kopf« zu überschreiten, sodass ich im Alter von 51 Jahren den Sprung in die Selbstständigkeit geschafft habe.

Sabine Knoll, die mir als Journalistin und Autorin wertvolle Hinweise gegeben hat.

Willy Schein für seine humorvollen Impulse, medizinische Beratung und Begleitung.

Silvia Müller, Reini Ruiss, Elisabeth Haas, Marion Schadler, Evy Patzak, Andrea Hovenier, Franz van Velsen, Robert Butt, Tom Draeger – aus unseren Gesprächen entstanden ständig neue Ideen.

Christine Wirl, die meinen ersten selbst geschriebenen Artikel über Lachen in ihrem Magazin »Training« veröffentlichte und auch als Erste in Österreich den Mut hatte, mich in den Medien mit dem Thema »Lachyoga« zu unterstützen.

Dusco Uselac und Andi Grass, die mich von Anfang an in technischen Belangen meine Homepage betreffend beraten und unterstützt haben.

Meinen SeminarteilnehmerInnen, die mich inspiriert haben, dieses Buch zu schreiben, und mich ermutigen, die Botschaft des Lachens und Lächelns in meinen Workshops und Seminaren kontinuierlich weiterzugeben.

Schließlich den zahlreichen Autoren, deren Bücher ich gelesen und durch die ich viele Erkenntnisse gewonnen habe.

Und natürlich meinen »Lehr- und Lachmeistern«, vor allem Dr. Madan Kataria, und all den Trainern und Beratern, von denen ich in Aus- und Weiterbildungen lernen durfte.

Die gesamte Liste derer, die mir Reichliches auf meinem Weg mitgegeben haben, würde den Rahmen dieses Buchs sprengen. Vieles habe ich bereits so internalisiert, dass mir die Quelle nicht mehr bewusst ist. Klar ist, dass das Wissen, meine Erfahrungen, Begegnungen und die dadurch entstandene Inspiration Geschenke sind, die ich mit Freude nun auch in Buchform weitergebe.

Ein großes DANKESCHÖN und ein herzliches LACHEN an euch alle!

»Das Leben ist dann eine wahre Freude, wenn es für einen Zweck genutzt wird, der einem selbst sehr wichtig ist.«
George Bernard Shaw

Ganz besonderen Dank an Dr. Brigitte Sinhuber-Harenberg vom Amalthea Verlag für das in mich gesetzte Vertrauen und die Möglichkeit, durch die Veröffentlichung dieses Buchs das, was mir am Herzen liegt, nämlich die fröhliche Botschaft des Lachens, noch mehr Menschen zugänglich zu machen.

Und welch Glück, dass es Lektoren gibt! Was täten Autoren ohne sie? Dank gebührt meiner Lektorin Dr. Irene Nawrocka, die mich liebevoll unterstützt hat, um aus meinem »Lachmanuskript« ein echtes Lachbuch zu machen. ☺

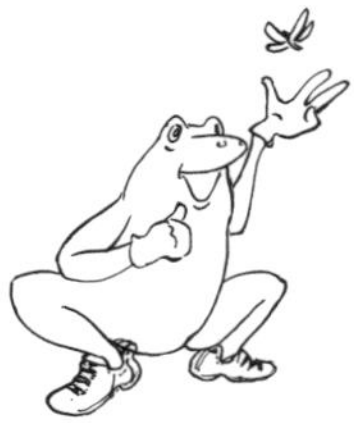

Lachquellen

Adams, Patch/Mylander, Maureen: Gesundheit!, 1999

Bauer, Joachim: Warum ich fühle, was du fühlst. Intuitive Kommunikation und das Geheimnis der Spiegelneuronen, 2006

Bolen, Jean Shinoda: Feuerfrau und Löwenmutter. Ein spiritueller Leitfaden, 2005

Chorherr, Thomas: Über das Lachen, 2000

Cousins, Norman: Der Arzt in uns selbst. Wie Sie Ihre Selbstheilungskräfte aktivieren können, 1996

De Mello, Anthony: Eine Minute Unsinn, 1993

Ekman, Paul/Scherer, K.: Expression and the Nature of Emotion, 1984

Fritsch, Sybille: Worüber Frauen lachen, 2001

Goodheart, Annette: Laughter Therapy, 1994

Kabat-Zinn, Jon: Gesund durch Meditation. Das große Buch der Selbstheilung, 2003

Kachler, Roland: Warum Lachen die beste Therapie für Paare ist, 2001

Kataria, Madan: Lachen ohne Grund. Eine das Leben verändernde Erfahrung, 2002

Krahl, Gisela: Mood Food, das Kochbuch für Lust & Laune, 1998

Mairinger, Hans Dieter: Paradies & Paradas, 2006

McGhee, Paul: Health, Healing and the Amuse System. Humor as Survival Training, 1996

McGhee, Paul: The Laughter Remedy, 1991

Miller, Henry: Das Lächeln am Fuße der Leiter, 1978

Moody, Raymond: Lachen und Leiden, 1979

Nhat, Hanh Thich: Ich pflanze ein Lächeln. Der Weg der Achtsamkeit, 1991

Osho: Leben Lieben Lachen, 1999

Provine, Robert R.: Laughter a scientific investigation, 2000

Reynolds, Siimon: Gut drauf in acht Minuten, 1997

Rubenstein, Henry: Die Heilkraft des Lachens, 1985

Rütting, Barbara: Lachen wir uns gesund. Anleitungen zum Glücklichsein, 2001

Schutzbach, Roland: Lachend das Leben feiern. Auf dem Weg zur glücklichen Gesellschaft, 2003

Steinberger, Niccel: Ich bin fröhlich, 2001

Titze, Michael: Die heilende Kraft des Lachens. Mit therapeutischem Humor frühere Beschämungen heilen, 2001

Titze, Michael/Patsch, Inge: Die Humorstrategie. Auf verblüffende Art Konflikte lösen, 2004

Titze, Michael/Eschenröder, Christof T.: Therapeutischer Humor. Grundlagen und Anwendungen, 2007

Uber, Heiner/Steiner, André: Das Lachprinzip, 2004

Lachen im Netz

www.laughteryoga.org (Madan Kataria)

www.patchadams.org (Patch Adams)

www.laughterremedy.com (Paul McGhee)

www.michael-titze.de (Michael Titze)

www.ingepatsch.at (Inge Patsch)

www.laughtercoach.com (Annette Goodheart)

www.hahahahaha.org (Roland Schutzbach)

www.niccel.ch (Niccel Steinberger)

www.worldlaughtertour.com (Steve Wilson)

www.jesthealth.com (Patty Wooten)

www.pragito.com (Pragito Dove)

www.drcliffordkuhn.com (Clifford Kuhn)

www.provocativetherapy.com (Frank Farrelly)

www.peseschkian-stiftung.de (Nossrat Peseschkian)

www.lachyoga.at (Ellen Müller)

Weiterführende Literaturempfehlungen

Csikszentmihalyi, Mihaly Flow: Das Geheimnis des Glücks, 1992

Goleman, Daniel: Emotionale Intelligenz, 1996

Klein, Stefan: Die Glücksformel, 2002

Pert, Candace B.: Moleküle der Gefühle, 2001

Rosenberg, Marschall B.: Gewaltfreie Kommunikation. Eine Sprache des Lebens, 2007

Schwarz, Gerhard: Führen mit Humor, 2007

Seligman, Martin: Der Glücks-Faktor, 2002

Bildnachweis

Alle Fotos stammen von Martina Draper (www.martina-draper.at)
mit Ausnahme von

Sabine Bechtold (www.penguinfactory.at): 5
Claudia Pöchlauer (www.fortuna-media.com): 129, 157
Walter Größbauer (www.fortuna-media.com): 35
Margret Schönhofer: 79, 80, 165, 167, 168
Sabine Hendrich: 36, 41, 42, 71, 110, 148, 171
Ellen Müller: 19, 20, 21, 22, 26, 27, 32, 99, 103, 126, 172

Ich bedanke mich besonders herzlich bei allen FotografenInnen, die mir Lachbilder zur Verfügung gestellt haben, und für die Erlaubnis, diese in diesem Buch abzudrucken.

Johannes Silveri danke ich für die Zeichnung des fröhliches Lachfrosches.

Bitte beachten Sie
die folgenden Seiten